CSCO

中国临床肿瘤学会
患者教 育手 册

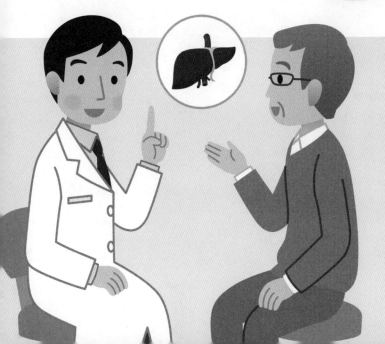

——肝癌

主编 黎功

人民卫生出版社
·北京·

图书在版编目（CIP）数据

中国临床肿瘤学会患者教育手册. 肝癌/黎功主编

. —北京：人民卫生出版社，2023.11

ISBN 978-7-117-34634-4

I. ①中… Ⅱ. ①黎… Ⅲ. ①肿瘤 – 防治 – 手册②肝

癌 – 防治 – 手册 Ⅳ. ①R73-62 ② R735.7-62

中国国家版本馆 CIP 数据核字（2023）第 049373 号

中国临床肿瘤学会患者教育手册——肝癌

Zhongguo Linchuang Zhongliu Xuehui Huanzhe Jiaoyu Shouce——Gan'ai

主　编	黎　功			
出版发行	人民卫生出版社（中继线 010-59780011）	开　本	889×1194　1/32　印张:3	
地　址	北京市朝阳区潘家园南里 19 号	字　数	58 千字	
邮　编	100021	版　次	2023 年 11 月第 1 版	
印　刷	北京顶佳世纪印刷有限公司	印　次	2023 年 11 月第 1 次印刷	
经　销	新华书店	标准书号	ISBN 978-7-117-34634-4	
		定　价	20.00 元	

E – mail　　pmph @ pmph.com

购书热线　　010-59787592　010-59787584　010-65264830

打击盗版举报电话 010-59787491　　E-mail　WQ @ pmph.com

质量问题联系电话 010-59787234　　E-mail　zhiliang @ pmph.com

数字融合服务电话 4001118166　　E-mail　zengzhi @ pmph.com

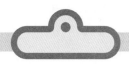

主　编　黎　功

副主编　高　杰

编　者　（按姓氏笔画排序）

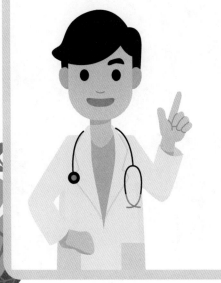

王文涛　四川大学华西医院

李广欣　清华大学附属北京清华长庚医院

周　军　北京大学肿瘤医院

赵一鸣　复旦大学附属肿瘤医院

高　杰　北京大学人民医院

高　强　复旦大学附属中山医院

盛立军　山东第一医科大学第三附属医院

崔玖洁　上海交通大学医学院附属仁济医院

梁雪峰　山东第一医科大学第三附属医院

韩　玥　中国医学科学院肿瘤医院

黎　功　清华大学附属北京清华长庚医院

薛　军　华中科技大学同济医学院附属协和医院

前言

目前，原发性肝癌是我国第 4 位常见恶性肿瘤及第 2 位肿瘤致死病因，严重威胁我国人民的健康和生命。近几年来，新型肝癌治疗药物，如免疫治疗、靶向治疗等不断涌现，新药物与传统手段的进一步联合也展现出新的潜力，这些治疗新进展大幅度提升了肝癌患者的生存获益。与此同时，新药物、新方案的进展也让医生和患者不得不共同面对新的难题，包括如何在众多药物中选择合适的治疗方案、如何应对不良反应等。

为了让更多患者和家属能够更深入地了解肝癌这个"对手"，中国临床肿瘤学会（CSCO）患者教育专家委员会携手《中国医学论坛报》，邀请多位来自肝癌临床治疗一线的中青年医生，编写了这本《中国临床肿瘤学会患者教育手册——肝癌》，力求以通俗易懂的语言、生动活泼的问答形式、多学科全面覆盖的内容设置，提高广大肝癌患者和家属对疾病的科学认识，提升专科医生开展疾病科普教育的理念和技能，为肝癌患者和家属提供专业、全面的抗癌知识，帮助他们以积极的心态接受规范化的肝癌综合治疗。

　　本书的编写得益于各位编者历时多月的辛苦付出，在此向所有为这本图书辛勤付出的同道们致以诚挚的感谢。最后，希望本书的付梓发行，能够切实帮助广大中国肝癌患者和家属，那将是我们最大的欣慰。

黎功

2023 年 9 月

目录

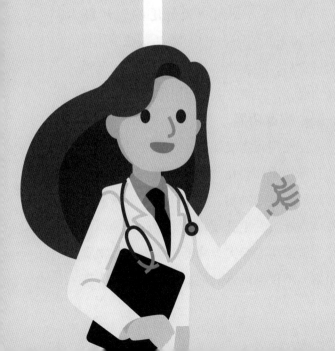

第 一 章

认识肝癌

肝脏是怎样的

肝脏是人体中最大的实质性器官，位于右上腹。正常肝脏为红色，质软，呈楔形，分为左、右两叶，右端圆钝，左端扁薄，重量为 1 200 ~ 1 600g，约占成人体重的 1/50，男性的肝脏比女性的略重。我们常说"心肝宝贝"，可见肝脏与心脏一样，都是人体的重要器官。肝脏每天进行上百项繁重的"工作"。人每日摄取的食物在胃肠道消化吸收后产生的物质（无论是营养物质还是有毒物质）几乎均要进入肝脏，在肝脏内进行代谢。肝脏还具有解毒、凝血等功能。

肝脏的功能有哪些

肝脏是人体内高效的"化工厂"，具有六项主要功能。

💊 消化功能

肝脏主要通过分泌胆汁来实现对食物的消化，正常肝脏中的胆管细胞在不停地分泌胆汁。一般来说，成人一天分泌的胆汁量为800 ~ 1 000mL。胆汁进入胆囊后被浓缩储存。当人进食后，胆囊将浓缩后的胆汁排入肠道，与食物混合，胆汁的主要作用是消化脂肪。

💊 解毒功能

人在使用药物或体内正常代谢过程中所产生的有毒物质都要在肝脏内解毒，变为无毒的或者溶解度大的物质，然后随胆汁或尿液排出体外。当肝脏发生肝硬化、重度肝炎等严重病变时，解毒功能会大大降低，体内有毒物质逐渐积累，不仅会危害其他重要器官，还会进一

转化功能

人每日摄取的食物中含有蛋白质、脂肪、碳水化合物、维生素和矿物质等各种身体所需的营养物质。这些营养物质在胃肠道经过初步吸收后，通过门静脉运输至肝脏，在肝脏进行代谢转化。

凝血功能

肝脏除了能够合成纤维蛋白原和凝血酶原以外，几乎所有的凝血因子都是由肝脏细胞合成的，肝脏在人体凝血和抗凝系统的动态平衡中起着举足轻重的调节作用。慢性肝病时，如肝硬化和肝衰竭，肝脏产生的凝血因子减少，患者就会出现凝血功能障碍，临床上主要表现为流鼻血、牙龈出血和皮肤出血等症状。

免疫功能

肝脏中的库普弗（Kupffer）细胞，被称为肝脏的"卫士"，也是全身的"保护神"，这是由于进入血液的外来分子，尤其是颗粒抗原物质，经过肝脏时会被库普弗细胞吞噬、消化，或者经过初步处理后交给其他免疫细胞进行进一步清除。另外，肝脏中的淋巴细胞含量也很高，尤其是在有炎症反应时，血液或其他淋巴组织中的淋巴细胞会很快"赶到"肝脏，解决炎症问题。

造血功能

新生儿的肝脏具有造血功能，而成年后的肝脏就像一个"仓库"，在需要时可以提供部分血液，为其他器官所用，如当消化道大出血时，人体血容量急剧下降，易造成心、脑、肾的缺血性损伤，此时肝脏可以恢复造血功能。

肝脏默默无闻地担负着人体正常运转所必需的工作，因此被称为"沉默的器官"，希望大家能更清楚地认识这一人体内最重要的代谢和解毒器官，更好地保护肝脏。

肝癌与其他恶性肿瘤的相同点

首先，肝癌和其他恶性肿瘤一样，肿瘤细胞在形态上分化不成熟，不受控制地生长，浸润破坏器官结构，引起功能障碍，并可发生转移。

其次，肝癌和部分恶性肿瘤一样，具有生物致癌因素。肝癌的生物致癌因素为病毒性肝炎；胃癌的生物致癌因素为幽门螺杆菌（Hp）感染；鼻咽癌的生物致癌因素为 EB 病毒感染；宫颈癌的生物致癌因素为人乳头瘤病毒（HPV）感染。

再次，肝癌和其他恶性肿瘤的转移途径相同，主要是直接浸润、淋巴转移和血行转移。

最后，肝癌患者和其他恶性肿瘤患者一样，早期多无明显症状，或仅有非特异性表现，如消瘦、乏力、体重下降、低热和贫血等；晚期会出现全身脏器功能衰竭，甚至出现恶病质。

此外，肝癌和其他恶性肿瘤的治疗方式相同，均包括多种治疗手段，如手术治疗、化学治疗（简称"化疗"）、放射治疗（简称"放疗"）、靶向治疗、免疫治疗和肿瘤消融治疗等。

肝癌与其他恶性肿瘤的不同点

单个瘤体是一个"大杂烩"，具有不同生物学特性的异常细胞产生的不同克隆聚集在一起，就形成了一个肿瘤。因此，即使单个肿瘤也存在异质性，更别提不同部位的肿瘤了。

🔖 病理特点不同

肝癌的病理类型以肝细胞癌最为常见，其他有肝胆管细胞癌和混合性肝细胞 - 胆管细胞癌。肿瘤细胞的分化来源不同，在分化过程中依然保留了来源细胞本身的特征。

🔖 临床症状不同

肿瘤部位不同，可能导致患者出现不同的症状。肝癌患者主要表现为肝区隐痛、出血等症状；肠癌患者则主要表现为排便习惯及大便性状改变；肺癌患者主要以咳嗽、咳痰、咯血为主要表现。

🔖 伴随疾病不同

肝癌患者多数合并肝硬化，且部分肝癌患者最终因肝硬化和肝衰竭去世，其他恶性肿瘤患者，如空腔脏器肿瘤（肠癌等）患者，最终可能以肿瘤转移为临床死因。

🔖 肝癌患者多数存在肝功能受损

肝癌患者因合并基础肝病，多数存在肝功能受损情况。其他恶性肿瘤患者，除非存在肝脏多发转移，否则很少出现肝功能受损情况。

🔖 诊断标准不同

肝癌和其他恶性肿瘤相似，以病理组织学检查为诊断的金标准，但肝癌不同于其他恶性肿瘤，在所有的实体瘤中只有原发性肝癌可以采用临床诊断标准，并且在国内外都获得了认可。肝癌的临床诊断标准具有非侵袭性、简易方便和可操作性强等特点，该诊断标准主要取决于三大因素，即慢性肝病背景、影像学检查结果和血清甲胎蛋白（AFP）水平。

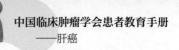

肝癌的危险因素

感染乙型肝炎病毒

感染乙型肝炎病毒可以引起原发性肝细胞癌，这是中国原发性肝细胞癌的主要病因，临床中发现的 85% 以上的原发性肝细胞癌与感染乙型肝炎病毒有关。

摄入酒精

饮酒对于肝癌的发生有着显著而独立的作用，并呈剂量效应关系。一般认为，过量饮酒者通常会经历脂肪肝、酒精性肝炎及肝硬化等过程，最终发展为肝癌。欧美国家的肝癌患者多伴有酒精性肝病，在酒精性肝硬化患者中有 10%～30% 发展为肝癌。研究显示，每天饮用 >80g 酒精且持续 10 年以上，患肝癌的危险较每天饮用酒精 <80g 者高 5 倍。

肥胖

现有资料提示，普遍存在于肥胖人群中的非酒精性脂肪性肝病（NAFLD）和非酒精性脂肪性肝炎（NASH）都可以引起肝癌。

食物霉变

很多谷物在秋天收获，如果谷物保存加工不得当，容易产生一种黄曲霉，黄曲霉产生的黄曲霉毒素能够耐高温，是明确的肝癌致癌物。

水源污染

饮用水，特别是沟塘水，常被有机致癌物（如六氯苯、苯并芘、多氯联苯）污染。在肝癌高发区，饮用沟塘水居民的肝癌发病率明显高于饮用井水或深井水的居民，沟塘水中存在一种蓝绿藻，可产生藻类毒素——微囊藻毒素，已被证明是一种强促癌剂。

遗传因素

肝癌具有明显的家族聚集性和遗传易感性。与肝癌病例有血缘关系的家族成员中，出现肝癌的人数远超正常人群，其中近亲又高于远亲，一级亲属肝癌发生率更高。

总而言之，生理因素和环境因素是肝癌的主要致癌因素，感染乙型肝炎病毒、患有酒精性肝病、脂肪肝或脂肪性肝病以及摄入食物毒素是重要的致病因素，而这几个病因也反映了肝癌发病的地理差异和患者的区域分布。

肝癌的筛查方法

晚期肝癌患者生存率低，因此大家要多注意自己身体的异常情况，做到早发现、早诊断、早治疗。对肝癌的诊断，应根据患者的病史、症状和影像学表现综合判断。常用的肝癌筛查方法如下。

超声检查

超声检查是诊断肝癌的首选辅助检查方法，具有操作简单、准确度高、费用低等优点，广泛应用于肝癌筛查。超声检查，尤其是彩色多普勒超声检查，可较好地发现肝脏占位性病变，判断是否为肿瘤，或判断肝脏或腹部是否出现其他相关转移灶。

计算机体层成像检查

在肝癌的诊断中，计算机体层成像（CT）检查已经成为一种重要的常规检查方法。腹腔CT增强扫描能清晰显示肝癌的大小、数量、形状、边界、血供情况。CT检查能深入了解

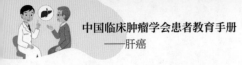
病变情况，对手术和预后判断十分有帮助。

磁共振成像检查

磁共振成像（MRI）检查能提高小肝癌的检出率，以便早发现、早诊断、早治疗。

血管造影

血管造影能清楚显示肝脏的小病变和肿瘤的血供情况，适合经其他检查仍未确诊的患者。由于是有创性检查，故血管造影不作为首选检查。

血清甲胎蛋白检测

肝癌患者早期血清甲胎蛋白（AFP）水平会有增高现象，当 AFP > 20ng/mL 时须引起重视，有发生肝癌的风险。如果血清 AFP 高达 200ng/mL，则应提高警惕，及时就医进行肝癌筛查。血清 AFP 的水平越高，罹患肝癌的概率就越高。

正电子发射计算机体层成像

正电子发射计算机断层成像（PET-CT）是 CT 和正电子发射体层成像（PET）的融合，可以一目了然地展示患者的全身情况，达到早期发现病变、诊断疾病的目的。对于肝癌本身而言，PET-CT 并不及其他检查项目敏感，但对于怀疑有其他器官转移的患者，PET-CT 是很好的检查手段，对转移灶十分敏感。PET-CT 的检查费用较高，一般不作为首选选择。

病理检查

为诊断肝癌的"金标准"，对于经上述检查无法确诊者，可采用超声检查或 CT 引导下穿刺活体组织检查（简称"活检"）。目前的穿刺针非常细，带来的伤害很小，安全且无痛苦。

总而言之，大家除了要了解筛查肝癌的常

见检查项目，日常生活中还需要多关心自己身体的变化，不要忽视体检，这样即便身体出现了问题，也可以早发现、早治疗，对长远的健康是很有益的。

肝癌的分型

肝脏的恶性肿瘤可分为原发性和转移性两大类。原发性肝脏恶性肿瘤起源于肝细胞和肝内胆管细胞，前者称为原发性肝癌，是我国高发且危害极大的恶性肿瘤；后者称为肉瘤，与原发性肝癌相比较为少见。转移性肝脏恶性肿瘤，即转移性肝癌，是指全身多个器官起源的恶性肿瘤侵犯至肝脏。

原发性肝癌

原发性肝癌主要包括肝细胞癌和肝内胆管癌。

肝细胞癌　约 75% 的成人原发性肝癌是肝细胞癌。肝细胞癌在肝硬化患者中更常见。肝硬化是指由于既往的肝损伤，如感染乙型肝炎病毒、丙型肝炎病毒或长期饮酒导致肝脏受损。男性更容易患上肝细胞癌，并且随着年龄的增长发病率逐渐升高。肝细胞癌可以表现为不同的生长模式：有的在肝脏中的一个部位生长；有的开始是单一肿瘤，之后随着疾病的进展扩散到肝脏的其他部位；有的在肝脏的不同部位发展成许多癌性小结节，这在肝硬化患者中比较常见。

肝内胆管癌　成人原发性肝癌中 10%～20% 为肝内胆管癌。这类肿瘤位于肝内沿小胆管（将胆汁输送到胆囊的通道）排列的细胞，大多数肝内胆管癌实际上是从肝外胆管起源的。

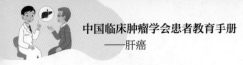

🔖 转移性肝癌

从身体其他部位，如胰腺、结肠、胃、乳腺或肺，转移至肝脏的肿瘤，称为转移性肝癌。

肝脏血流非常丰富，有两个供血系统。肝脏接受肝动脉和门静脉的血供，肝脏约 25% 的血液来自肝动脉，约 75% 的血液来自门静脉。

胃、小肠、结直肠、脾、胰腺等腹腔脏器的静脉回流，最终汇入门静脉并进入肝脏。以结直肠癌为例，结直肠癌最容易发生肝转移，如不能得到及时有效的治疗，结直肠癌最终发生肝转移的概率超过 50%。

肝癌患者的症状

🔖 肝区疼痛

大部分肝癌患者会出现肝区疼痛，尤其是有肝炎和肝硬化病史的患者。疼痛的区域主要位于右侧肋骨部位，呈现间歇性或者持续性隐痛。大部分疼痛发作后短期能得到缓解。

🔖 消化道症状

患者早期会出现上腹饱胀感、食欲缺乏，甚至表现为恶心、呕吐和腹泻，这些消化道症状大多不是非常典型，常让患者误以为是胃肠炎。因此，当出现类似消化道症状并且伴有体重下降时，一定要足够重视并提高警惕。

🔖 上腹部肿块

患者右上腹部或上腹部能够摸到明显的肿块，肿块质地偏硬，表面不平，如果继续观察，这些肿块会出现缓慢增大的情况。因此，若在生活中发现腹部有逐渐增大的肿块，而又无明显不适，就要警惕肝癌的可能性，应及时去医院进行进一步检查。

💊 出血

肝癌患者会出现出血症状，主要表现为牙龈出血和皮下瘀斑等，这是由于肝功能受损、凝血功能异常所致，尤其是肝癌合并肝硬化的患者，出血症状的发生率更高。消化道出血是肝癌合并肝硬化患者的典型表现，主要是由于肝硬化导致食管-胃底静脉曲张，一旦出现大量呕血的情况，须警惕肝癌的可能性。

💊 发热

肝癌患者免疫力低下，很容易出现感染，一般体温在 38℃左右，有时也能达到 39℃。午后发热明显，主要是由于肿瘤组织坏死，释放致热原进入血液循环所致。

肝癌患者的整体预后

原发性肝癌的恶性程度高，预后存在个体差异，整体来说预后较差。

由于目前肝癌的早期诊断率较低，临床上初诊的肝癌患者多已进入中晚期甚至晚期，所以肝癌患者的整体预后较差，因肝癌而导致患者自然寿命明显缩短的情况比较多见。

能够在早期获得诊断和治疗的肝癌患者，由于可以进行根治性手术治疗，或是进行肿瘤消融治疗，可以明显改善患者的预后，五年生存率显著提高。

对于发展到晚期的肝癌患者，一般以姑息性治疗为主。患者的生存时间明显缩短，情况较好的生存时间可达 2～3 年，情况较差的生存时间仅为 0.5～1 年。

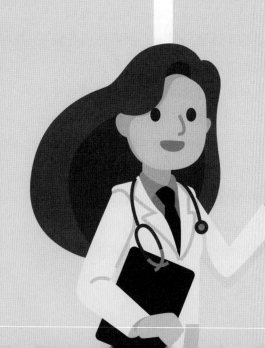

第 二 章

就诊医院、
科室选择及
诊疗档案建立

患者应如何选择就诊医院

肝癌的诊治过程比较复杂，患者一定要选择正规医院进行诊治。

在诊断、治疗和复查的过程中，患者最好自始至终在一家医院就诊，这样可以避免频繁更换医院导致的不必要的重复检查。

在同一家医院诊治可以保证患者临床信息的统一和完整，如患者的放疗方案，只有在同一家医院，相关影像学检查资料才能与放疗仪器联网，保证放疗的准确度。

此外，对于肝癌治疗效果以及治疗后有无复发、转移的判定，应该使用相同的技术以及同一台设备进行检查，这样得到的结果才更易于临床医生作出准确判断。

患者应如何选择就诊科室

肿瘤专科医院门诊一般按肿瘤原发部位进行划分，如胸部门诊、腹部门诊、头颈门诊等，每个门诊又根据不同治疗方法设有相应诊室，如外科诊室、放疗诊室和内科诊室，各个诊室由相应专业的高年资医生或专家出诊。

肝癌属于腹部肿瘤，到医院后应去专科医院的腹部门诊或综合性医院的肿瘤科挂号就诊。门诊医生会根据患者现有的检查资料判断其是否患有肝癌。如果不能完全确诊，医生会安排患者完善相关检查以明确诊断；如果能够确诊，医生会建议患者进行进一步检查来评估肝癌的发展范围和全身情况，待检查结果齐全后门诊医生会就下一步治疗方案给出建议。

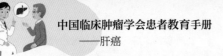

患者去门诊就诊时需要准备什么

患者初次去门诊就诊时，需要携带之前在其他医疗机构的就诊记录，包括门诊 / 急诊病历、出院记录（出院小结）、检查报告、病理报告、影像学检查胶片等，必要的情况下可以提供病历复印件。

患者再次就诊时需要向医生提供哪些信息

患者在治疗期间再次就诊时需要向医生提供治疗期间复查的血生化、血常规报告和影像学检查胶片等。

此外，患者需要向医生描述肿瘤相关症状的改变，以及治疗后是否出现发热、恶心、呕吐、指尖麻木等症状，帮助医生判断治疗的效果和不良反应，为后续药物剂量和方案调整提供依据。

患者确诊后的治疗过程

一旦确诊肝癌，医生会根据患者的病情和治疗方式决定是门诊治疗还是住院治疗。通常情况下，手术，大部分化疗、靶向治疗及免疫治疗需要住院，放疗和部分化疗、靶向治疗可在门诊完成。

治疗方案通常由一个治疗小组的所有医生共同讨论决定，如果患者病情特殊则他的治疗方案会由全科医生讨论决定。治疗中医生还会根据患者的病情变化和治疗效果请相关科室医生会诊。

治疗结束后，患者应定期到医院复查，了

解全身功能状态和病情是否稳定,以便早期发现、处理复发和转移问题。治疗后 1 ~ 2 年内,建议患者每年复查 3 ~ 4 次;第 3 ~ 5 年,建议患者每年复查 2 次;此后每年复查 1 次。主要检查项目包括血常规、肝肾功能、胸部及上腹部 CT。如果出现肝区不适、消化不良等症状,医生还会建议患者进一步完善相关检查。

住院患者需要了解的报销流程

癌症不仅治疗周期长,药物价格也比较昂贵,为了解决这一困境,国家出台了很多政策进行补助。我国的基本医疗保险可以分为城镇居民基本医疗保险、城镇职工基本医疗保险以及新型农村合作医疗,三者报销流程几乎一致,以下以城镇居民基本医疗保险报销为例进行介绍。

1. 门诊医生开出住院单后,患者或家属携带医保卡,缴纳住院押金并办理住院手续。

2. 出院时,患者或家属到医院住院收费处办理出院费用结算。

3. 患者或家属将下述材料整理在一起,前往设立在医院内的医保办公室进行现场结算。需要准备的材料:住院收费总清单、参保人的医保卡和身份证、出院诊断证明、出院小结(加盖公章)、住院病历复印件、发票等。

对于癌症患者来说,很多时候需要进行转诊治疗。如果医生建议患者转诊,在拿到转诊证明后,患者可以凭借医保卡直接在转诊医院报销。由于各地的医保报销流程不完全一样,所以具体的医保政策和报销流程建议咨询当地医保局。

有效的信息。

患者进行抗肿瘤治疗时家属需要做什么

患者在接受抗肿瘤治疗的过程中，家属的支持和帮助至关重要。

沟通　和医生面对面进行详细的病情和治疗方案沟通，并在患者、亲人、医生之间传递

抉择　协助患者充分了解治疗方案的获益和风险，帮助患者结合自身的经济状况作出理性的治疗选择。

照顾　帮助患者在治疗期间做好饮食、营养、心理等方面的调整及管理。

陪伴　帮助患者完成治疗及随访事宜。

患者故事

赵先生今年45岁，有慢性肝炎、肝硬化病史，2021年1月体检发现肝内实性结节，于当地医院就诊。肝穿刺回报：肝内可疑恶性细胞，肝右叶肝细胞异型增生。赵先生被确诊为肝癌，医生为其建立了诊疗档案，并建议他到肿瘤专科医院进行进一步诊治。

在家人的陪同下，赵先生来到肿瘤专科医院，首先在腹部门诊挂号，医生通过诊疗档案内的检查结果明确其为肝癌，完善血液检查、影像学检查后，经肝胆外科医生评估可行手术切除，遂办理住院手续。科室医生经过共同讨论为赵先生制订了治疗方案，为其进行了肝右叶部分切除术。术后复查手术很成功，病情平稳后赵先生办理了出院手续，并在医生的指导下完成了医保报销，节省了一大笔花销。

之后，赵先生每三个月便到门诊进行复查，现在距离手术已经过去两年了，肿瘤并没有复发迹象。他时常感慨："多亏了负责任的医生和完善的诊疗制度帮助我战胜了病魔，使我可以继续正常生活。"

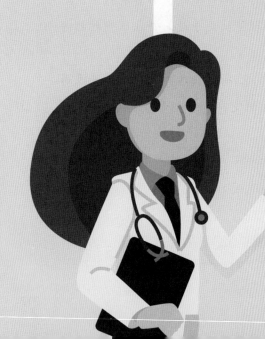

第三章

肝癌的检查和诊断

体格检查中的典型症状

早期肝癌多没有特异性症状和体征，容易被忽视。如出现一些典型的症状、体征，要警惕肝癌的可能，建议尽早就医。

消瘦　短期内体重下降 10% 以上。

黄疸　皮肤、巩膜呈现黄色，大多伴随尿色深黄。

腹部包块　上腹部正中或偏右处出现硬块。

腹部膨隆　腹部隆起，偶有疼痛。

实验室检查项目

在肝癌的实验室检查项目中血液检查具有非常重要的意义，异常指标常提示机体功能异常，如果疑诊为肝癌，则患者需要进行以下血液检查。

血液生化检查

包括血常规、肝肾功能和电解质检查。血红蛋白降低需要警惕消化道出血的风险。血小板降低常与肝硬化程度密切相关。黄疸指数反映了黄染的程度。白蛋白指标反映了肝脏储备功能。

血清甲胎蛋白

血清甲胎蛋白（AFP）是一种非常重要的诊断肝癌的肿瘤标志物，具有早期筛查肿瘤、评估病情、监测复发、预估疗效等作用。当 AFP > 400μg/L 超过 4 周或 AFP > 200μg/L 持续 8 周以上，且排除妊娠、慢性或活动性肝病、生殖腺胚胎源性肿瘤以及消化道肿瘤，则应当高度警惕肝癌的发生，须进一步通过影像

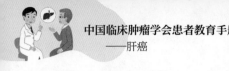
学检查来确诊。另外，AFP 用于肝癌诊断的阳性率有时差异较大，故需要定期检测、动态观察。

💊 乙型肝炎病毒 / 丙型肝炎病毒检查

我国肝癌最常见的病因为感染乙型肝炎病毒。乙型肝炎表面抗原（HBsAg）阳性或"乙肝两对半"（包括 HBsAg、HBeAg、HBeAb 和抗 -HBc）阳性是感染乙型肝炎病毒的重要标志；丙肝抗体阳性则是感染丙型肝炎病毒的重要标志。HBV DNA/HCV RNA 可以反映乙型肝炎 / 丙型肝炎病毒载量。

💊 其他

血清甲胎蛋白异质体（AFP-L3）、异常凝血酶原（PIVKA-II 或 DCP）和血浆游离小分子核糖核酸（miRNA）可作为肝癌早期诊断的辅助诊断标志物，特别是对血清 AFP 阴性人群。

影像学检查

影像学检查是肝癌诊断中的重要组成部分，如果患者高度怀疑肝癌，建议必须完成以下一项或多项检查。

💊 肝脏超声检查 / 超声造影

肝脏超声检查因操作简便、实时无创、移动便捷等特点广泛用于肝癌的普查和治疗后随访。术中超声检查可以发现小病灶并判断肿瘤与血管的关系；超声引导下肝脏穿刺活检可以直接获取组织学诊断。

超声造影（CEUS）是在常规超声检查的同时，在人体静脉内注射超声造影剂。这种造影剂可以增强人体血流信号，使得需要观察的器官显示更加清楚。在检查过程中，医生能够实时动态地观察组织微血管灌注信息，提高病变检出率，还能区分肿瘤的良恶性。超声造影用时较短，是一项无创、无辐射的技术，适用于肿瘤的定性判断。

💊 动态 CT 增强扫描

CT 是最重要的影像学检查方法，是肝癌常规诊断、检查和治疗后随访的利器。CT 能达到早期发现病灶的目的，同时可以了解肿瘤的位置、大小以及与血管的关系，是一种安全、无创的检查手段。

💊 动态增强磁共振成像（MRI）/Gd-EOB-DTPA 增强 MRI（EOB-MRI）

MRI 检查是肝癌临床检出、诊断、分期和疗效评价的优选影像技术，具有无辐射影响、组织分辨率高、可多方位多序列参数成像的优势。对于存在脂肪肝、肝硬化患者的肝癌检出及定性和肝癌介入治疗后肿瘤残留及复发的判断具有显著优势。

💊 数字减影血管造影

数字减影血管造影（DSA）是一种侵入性创伤性检查，多采用选择性或超选择性肝动脉进行 DSA。DSA 可显示肝肿瘤血管及肿瘤染色，还可明确显示肿瘤的个数、大小及血供情况。对于肝癌局部治疗、急性肝癌破裂出血的治疗、判断手术切除的可能性及制订合理的治疗方案具有重要价值。

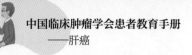

患者是否需要进行活检

💊 哪些患者需要进行活检

在所有的实体瘤中，唯有肝癌可采用临床诊断标准。因此，肝癌病理活检一般不作为常规检查方法，但如果患者的血清 AFP 及肝脏超声、CT/MRI 等检查不符合临床诊断标准，而医生又高度怀疑肝癌的可能性，则须考虑行肝病灶穿刺活检。肝病灶穿刺活检可明确病灶的性质、发病原因、分子分型，为指导治疗和判断预后提供有价值的信息。

💊 肝脏活检是如何进行的

肝病灶穿刺活检的方式主要有两种，即超声引导下穿刺活检和 CT 引导下穿刺活检。超声引导下穿刺活检方便快捷，操作便利，无放射性辐射风险，同时还可以反复多次进行。CT 引导下穿刺活检定位更加精准，成功率更高，整个操作过程需要 10～20 分钟。

💊 哪些患者不适合穿刺活检

不是所有人群都适合穿刺活检，以下人群不适合进行穿刺活检：①儿童、老年人、不能合作的患者；②有出血倾向、严重贫血的患者；③出现肝性脑病、大量腹腔积液、重症黄疸、肝衰竭等症状的患者。

💊 活检前后患者需要注意什么

穿刺活检前患者的注意事项 ①保持精神放松，不要过分紧张；②在肝病灶穿刺活检前 1～2 天，先进行常规的血常规、肝功能检查及凝血功能检测；③练习平静呼吸，穿刺过程中呼吸幅度过大会影响穿刺的成功率；④术前半小时测血压、脉搏，排空小便等。

穿刺活检后患者的注意事项 ①穿刺活检后要绝对卧床 24 小时，需要包扎并压迫 6 小时；②穿刺活检后 1 小时内，每隔 15～30 分钟测量血压与脉搏一次，稳定后可改为每小时测量一次；③如果患者出现脉搏细弱、血压下降、出冷汗、烦躁不安、面色苍白等症状，请立即与医生联系；④密切观察穿刺点情况，如有无渗血等，如有异常应立即与医生联系；⑤穿刺活检后局部覆盖无菌敷料，必要时可用腹带绑紧腹部；⑥穿刺部位的纱布第 2 天即可揭开，不影响日常生活；⑦穿刺活检后 1 周内应避免剧烈运动及用力提重物等增加腹压的动作；⑧预防感冒，保持大便通畅，注意休息，逐渐恢复日常活动。

肝癌的诊断流程

💊 肝癌的诊断流程

结合肝癌发生的高危因素、影像学特征以及血清学标志物，依据路线图的步骤可对肝癌作出临床诊断。

有乙型病毒性肝炎或丙型病毒性肝炎，或由于任何原因引起肝硬化者，至少每隔 6 个月进行 1 次超声检查及血清 AFP 检测。

发现肝内直径 > 2cm 的结节，若动态增强 MRI、动态 CT 增强扫描、超声造影或 Gd-EOB-DTPA 增强 MRI 四项检查中只要有一项显示动脉期病灶明显强化、门静脉期和 / 或平衡期肝内病灶强化低于肝实质，即 "快进快出" 的肝癌典型特征，则可作出肝癌的临床诊

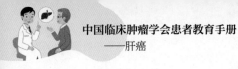
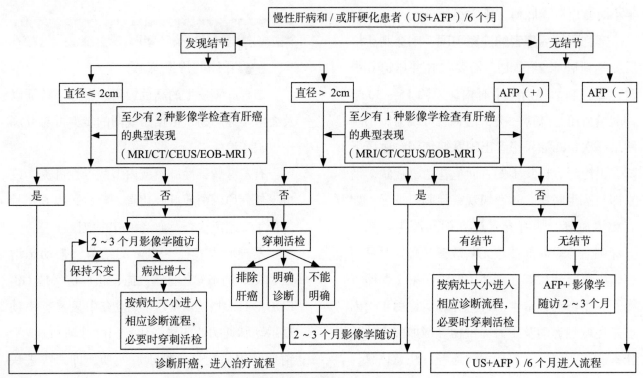

慢性肝病和/或肝硬化患者（US+AFP）/6 个月

发现结节 ← → 无结节

直径 ≤ 2cm　　　　　　　直径 > 2cm　　　　　　　AFP（+）　　AFP（-）

至少有 2 种影像学检查有肝癌的典型表现（MRI/CT/CEUS/EOB-MRI）

至少有 1 种影像学检查有肝癌的典型表现（MRI/CT/CEUS/EOB-MRI）

是　　　否　　　否　　　是　　　否

2 ～ 3 个月影像学随访

保持不变　病灶增大

按病灶大小进入相应诊断流程，必要时穿刺活检

穿刺活检

排除肝癌　明确诊断　不能明确

2 ～ 3 个月影像学随访

有结节　　无结节

按病灶大小进入相应诊断流程，必要时穿刺活检

AFP+ 影像学随访 2 ～ 3 个月

诊断肝癌，进入治疗流程

（US+AFP）/6 个月进入流程

原发性肝癌诊疗指南（2022 年版）

断；若上述四项影像学检查均无典型的肝癌特征，则须进行肝病灶穿刺活检以明确诊断。

发现肝内直径 ≤ 2cm 的结节，上述四项影像学检查中至少有两项具有典型的肝癌特征，即可临床诊断为肝癌；若上述四项影像学检查中无或只有一项检查有典型的肝癌特征，则患者需要进行肝病灶穿刺活检，或每 2 ~ 3 个月进行一次影像学检查随访，并结合血清 AFP 水平以明确诊断。

若未发现肝内结节，但是存在血清 AFP 升高，特别是持续升高，在排除妊娠、慢性或活动性肝病、生殖腺胚胎源性肿瘤以及消化道肿瘤的前提下，患者应密切随访血清 AFP 水平，每隔 2 ~ 3 个月进行一次影像学复查。

肝癌的分期

肝癌的分期对于评估预后、选择合理的治疗方案至关重要。国外有多种分期方案，如巴塞罗那分期（BCLC）、国际抗癌协会（UICC）TNM 分期、日本肝病学会（JSH）分期以及亚太肝脏研究协会（APASL）分期。国家卫生健康委员会主持制定的《原发性肝癌诊疗指南（2022 版）》中结合中国的具体国情及实践积累，依据肝脏肿瘤的个数、大小、血管侵犯、肝外转移、Child-Pugh 分级以及体力状况（PS）评分 6 大因素，建立了中国肝癌的分期方案（China liver cancer staging，CNLC），具体分期方案如下。

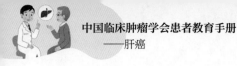

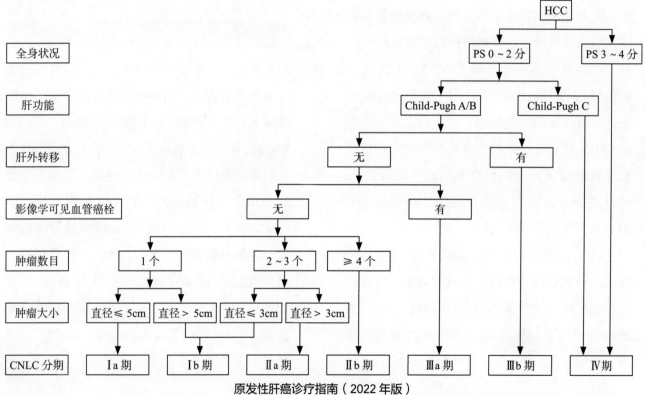

		HCC	
全身状况		PS 0～2 分	PS 3～4 分
肝功能		Child-Pugh A/B　　Child-Pugh C	
肝外转移		无　　　　　有	
影像学可见血管癌栓		无　　　有	
肿瘤数目	1 个　　2～3 个　　≥ 4 个		
肿瘤大小	直径≤ 5cm　直径> 5cm　直径≤ 3cm　直径> 3cm		
CNLC 分期	Ⅰa 期　Ⅰb 期　Ⅱa 期　Ⅱb 期　Ⅲa 期　Ⅲb 期　Ⅳ期		

原发性肝癌诊疗指南（2022 年版）

CNLC Ⅰ a 期　PS 0～2分，肝功能 Child-Pugh 分级 A/B，单个肿瘤、直径 ≤ 5cm，无血管侵犯和肝外转移。

CNLC Ⅰ b 期　PS 0～2分，肝功能 Child-Pugh 分级 A/B，单个肿瘤、直径 > 5cm，或 2～3 个肿瘤、最大直径 ≤ 3cm，无血管侵犯和肝外转移。

CNLC Ⅱ a 期　PS 0～2分，肝功能 Child-Pugh 分级 A/B，2～3 个肿瘤、最大直径 > 3cm，无血管侵犯和肝外转移。

CNLC Ⅱ b 期　PS 0～2分，肝功能 Child-Pugh 分级 A/B，肿瘤个数 ≥ 4 个、肿瘤直径不论，无血管侵犯和肝外转移。

CNLC Ⅲ a 期　PS 0～2分，肝功能 Child-Pugh 分级 A/B，肿瘤情况不论，有血管侵犯而无肝外转移。

CNLC Ⅲ b 期　PS 0～2分，肝功能 Child-Pugh 分级 A/B，肿瘤情况不论，血管侵犯不论，有肝外转移。

CNLC Ⅳ 期　PS 3～4分，或肝功能 Child-Pugh 分级 C，肿瘤情况不论，血管侵犯不论，肝外转移情况不论。

蔡尔德 - 皮尤分级

蔡尔德 - 皮尤（Child-Pugh）分级是通过对肝病五项临床指标的评分来确定的。每一项指标的得分为 1 分、2 分或 3 分，其中 3 分意味着情况最严重。这五项临床指标分别是血液中总胆红素水平、血液中的白蛋白水平、凝血酶原时间、腹腔积液的程度及肝性脑病的程度，并根据总分给予评级。Child-Pugh 分级包括 A、B、C 3 级。

A 级　5～6 分，意味着肝功能正常。

B 级　7～9 分，指肝功能轻度至中度

损害。

C 级　10～15 分，意味着严重的肝损伤，这种情况下肝癌患者通常病情较为严重，无法接受手术或其他治疗。

患者故事

　　王先生今年 43 岁，在单位组织的体检中经彩色多普勒超声检查发现右肝实质占位，大小为 1.0cm×0.8cm，性质待定。看到体检报告后，王先生很紧张害怕，马上就来到医院门诊就诊。医生询问了他的基本情况并查看了体检报告，发现他没有烟酒嗜好，也没有得过肝炎，肝功能、AFP 正常。前些年王先生工作忙，没参加单位组织的体检，今年刚发现占位。医生为王先生安排了上腹部增强 MRI 检查，并安慰他："老王，你别紧张，目前看来情况还可以，

没有肝癌的高危因素，超声检查表现也不典型，目前考虑恶性肿瘤的可能性不大，过两天再结合 MRI 的结果看看。"王先生听后连连点头，感觉比来的时候轻松了一些。

一周后王先生的 MRI 结果出来了，考虑右肝良性占位可能性大。医生在仔细阅片后未发现肝癌典型的"快进快出"特征，于是让王先生 3 个月后行 Gd-EOB-DTPA 增强 MRI 检查。Gd-EOB-DTPA 增强 MRI 检查结果仍考虑是良性占位，大小也较前无明显变化。医生说："老王，占位目前还是考虑良性病变，不像恶性肿瘤，现在不需要进行特殊治疗，每 3 个月定期随访就可以了。如果你一定要明确占位的性质，那就需要行肝穿刺活检。"一听要做肝穿刺活检，老王连忙摆手，说："我相信你，我害怕穿刺，还是定期检查吧。"

之后，王先生每 3 个月做一次彩色多普勒超声检查，每半年做一次增强 MRI 检查，这样连续检查了两年，肿块表现一直比较稳定，于是 MRI 的检查频率变成了每年一次，最初肝脏肿瘤给王先生带来的紧张和恐惧也慢慢消失了。

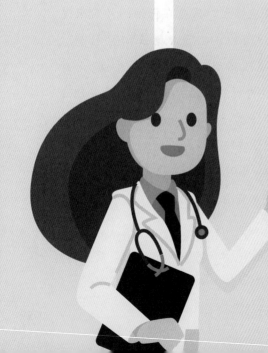

第 四 章

肝癌的治疗

目前，肝癌的综合治疗方案包括手术治疗与非手术治疗。根据患者的身体状况，肝功能储备能力，肿瘤细胞有无远处转移、血管侵犯，肿瘤的部位、数量和体积，实行个体化综合治疗，针对性地联合应用肝切除、肝移植、局部消融治疗、介入治疗、放射治疗、药物治疗等治疗手段以延长患者的生存时间，提高生存率。

根治性手术切除术和肝移植

根治性手术切除术是肝细胞癌（hepatocellular carcinoma，HCC）首选的治疗手段。能否进行手术切除，需要综合考量患者的全身状况、肝功能储备能力等，需要根据肿瘤的大小、部位、界限及包膜的完整程度来规划切除范围及切除术式。近年来，腹腔镜肝切除技术发展迅速，成为肝癌手术治疗的主要方式之一。相比传统的开腹手术，腹腔镜技术有切口小、术中出血量少、住院时间短等优点，但需要选择合适的肝癌患者，并符合腹腔镜下肝切除的适应证。

肝移植是肝细胞癌重要的治疗手段，特别是在合并严重肝硬化时，患者无法接受根治性手术切除术，肝移植可以同时切除肝癌和肝硬化的病变肝脏，明显降低了术后复发率、延长了复发时间。肝移植主要需要考虑的问题在于供肝来源、术后复发及免疫排斥问题。目前，国际常用的肝移植受者选择标准为米兰标准，即单个肿瘤直径不超过5cm，或多发肿瘤少于3个且最大直径不超过3cm，没有大血管侵犯及淋巴结和肝外转移。符合米兰标准的肝脏肿

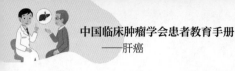

瘤直径 ≤ 3cm 的小肝癌患者十年生存率可达80% 左右。但米兰标准过于严格，导致一些原本可以通过肝移植手术得到治疗的患者被排除在外，从而错过了最佳治疗时机。我国根据临床实际移植经验，相继提出了杭州标准、上海复旦标准、华西标准等，为肝癌患者提供了更多的治疗机会。

消融治疗

肝癌的局部消融治疗是借助医学影像技术的引导，对肝脏肿瘤准确定位、穿刺，采用物理或化学的方法直接杀灭肿瘤组织的一类治疗手段。此类治疗对患者的肝功能影响小、损伤小，使部分不适合手术切除的患者获得了根治机会。物理消融治疗主要通过物理能量使病灶局部组织产生瞬时高温，凝固和灭活肿瘤组织，如射频消融（radiofrequency ablation, RFA）、微波消融（microwave ablation, MWA）、高强度超声聚焦消融（high intensity focused ultrasound ablation, HIFU）、激光消融（laser ablation, LA）以及纳米刀不可逆电穿孔（irreversible electroporation, IRE）。经皮无水酒精注射治疗（percutaneous ethanol injection, PEI）和氩氦刀冷冻消融（argon helium cryosurgery）是目前临床应用较多的化学消融治疗方式。射频消融是应用最广泛的肝癌局部消融治疗方式，具有微创、风险小、重复性强等优点，主要适应证为肝脏肿瘤直径 ≤ 3cm 的小肝癌。射频消融可有效缩短患者的住院时间，提高患者的生存质量。

经导管动脉化疗栓塞术

经导管动脉化疗栓塞术（transcatheter arterial chemoembolization，TACE）是中晚期肝癌的主要治疗方法之一，同时也是根治性手术切除术前后的辅助治疗方法，通常与其他治疗方法联合。TACE 是指将导管选择性插入肿瘤供血血管中，注入栓塞剂闭塞供血血管，从而让肿瘤组织缺血坏死；或将抗肿瘤药物注入血管，可对肿瘤组织起到化疗性栓塞作用。经典的 TACE 采用的栓塞剂是超液态碘油与各种化疗药物的混合乳剂。但 TACE 常因栓塞不完全而导致肝脏肿瘤残存甚至复发。对于不能切除、肝肾功能无严重障碍的中晚期肝癌、巨块型肝癌、多结节肝癌患者，根据患者的具体情况，可采取 TACE 联合其他方式的综合治疗，从而延长肝癌患者的生存时间。TACE 也可用于控制肝癌患者的术后复发、出血、动静脉瘘等情况。此外，近年来肝动脉灌注化疗（hepatic artery infusion chemotherapy，HAIC）再次受到关注，联合其他治疗手段在一些不可切除或临界可切除的分期较晚的肝癌患者中取得了很好的疗效。

放疗

放疗是使用放射线杀灭肿瘤的方法，和外科治疗、药物治疗并称为肿瘤的三大常规治疗手段。经过 100 多年的发展，放疗已经发展成为一门高度精密的医学学科。在全部肿瘤患者中，有 50%～70% 的患者在病程的某个阶段需要接受放疗。

近年来，肝癌的放疗日益受到重视，对部分肝功能较好的患者能有效控制癌灶。放疗不仅可以治疗肝脏原发病灶，对于治疗门静脉癌栓同样具有独特优势。除此之外，对于肝外转移病灶（如骨转移灶、淋巴转移灶、脑转移灶等）的姑息治疗，放疗同样具有优势。目前，大多数医疗机构的主要放疗设备为直线加速器，这种设备实施的放疗方式包括三维适形放疗和调强放疗，这两种方式适用于几乎所有类型的肝癌，后者是前者的升级形式，具有肿瘤照射更精确、周围正常组织器官保护更优的特点。除此以外，临床还有一些特殊的放疗设备用于肝癌的放疗，如射波刀、伽马刀、TOMO等，这些放疗设备各具优势，为肝癌的放疗提供了更为丰富的治疗手段。

放疗从计划的制订到方案的实施，是一个多环节、多步骤的连续过程，各个步骤紧密配合，相互协调，才能保证放疗的顺利实施。肝癌通常使用调强放疗的方式，对于形态相对规则、范围较为局限的病灶，可采取立体定向放疗。针对肝癌的治疗，目前放疗多与其他治疗方式联合，如与外科治疗（如新辅助放疗、转化性放疗、肝移植桥接放疗等）、介入治疗联合。此外，由于放疗具有产生新抗原及肿瘤相关抗原、改善肿瘤外环境等作用，与靶向治疗、免疫治疗的联合已经成为肝癌放疗领域的研究热点。

化疗、靶向治疗与免疫治疗

大多数肝癌患者对化疗不敏感，但对于肝

功能较差又不能手术的患者，全身系统化疗是主要的治疗方式。常用的系统化疗药物有氟尿嘧啶及其衍生物、顺铂、丝裂霉素等。近年来，FOLFOX 化疗方案（亚叶酸钙＋氟尿嘧啶＋奥沙利铂）在原发性肝癌的治疗中取得了不错的效果。此外，通过介入的方式给药可以提高局部药物浓度，降低全身不良反应。

靶向治疗成为近几年肿瘤治疗的热点，各种靶向药物的问世为晚期肝癌患者带来了新的希望。多靶点激酶抑制剂、抗血管生成药物、mTOR 信号通路抑制剂等药物被不断开发并逐渐进入临床试验阶段。索拉非尼作为一种多靶点酪氨酸激酶抑制剂，于 2009 年 8 月正式在我国获批用于晚期不能切除的原发性肝癌的一线治疗。2018 年，另一种多靶点靶向药物仑伐替尼在我国获批用于晚期肝癌的一线治疗。随着新药的不断涌现，阿帕替尼、多纳非尼等国产原研药也相继获批用于肝癌的治疗。

免疫检查点抑制剂 PD-1/PD-L1 单抗也是近几年肿瘤治疗的研究热点。PD-1/PD-L1 单抗通过抑制肿瘤细胞过表达免疫检查点，可以增强自身免疫细胞对肿瘤细胞的捕获及杀伤作用，在多种实体肿瘤的治疗中取得了令人瞩目的成绩。然而，免疫治疗在肝癌中的疗效仍需要一定时间去验证。靶向药物和免疫检查点抑制剂联合应用具有一定前景，其疗效优于采用单独药物的免疫治疗。目前阿替利珠单抗联合贝伐珠单抗的组合已获得《中国临床肿瘤学会（CSCO）原发性肝癌诊疗指南 2022》一线治疗推荐，双原研组合阿帕替尼联合卡瑞利珠单

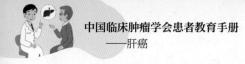
抗方案已经进入肝癌的一线治疗推荐。另一种免疫检查点抑制剂——CTLA-4 抑制剂与 PD-1 抑制剂的联合，已经被美国 FDA 批准用于索拉非尼耐药的肝癌二线治疗。

支持治疗

对于晚期肝癌患者，应给予最佳支持治疗，提高患者的生活质量。支持治疗包括积极镇痛、纠正贫血、纠正低蛋白血症、加强营养、控制合并糖尿病患者的血糖水平，处理腹腔积液、黄疸、肝性脑病、消化道出血及肝肾综合征等并发症。针对有症状的骨转移患者，可使用双膦酸盐类药物。适度的康复运动可以改善患者的免疫功能。

目前，已有一些临床研究证实，在其他治疗手段的基础上联合免疫调节剂治疗，可为肿瘤患者带来改善免疫功能、增强抗肿瘤效果、降低不良反应发生率等多重受益。

此外，支持治疗还包括帮助患者调整心理状态，把消极心理转化为积极心理，通过舒缓疗护让患者享有安全感、舒适感，从而减少抑郁与焦虑情绪。

随着新理念、新方法、新药物的出现，以外科为主导的肝癌综合治疗模式将迎来重大发展和变革。每种治疗方式都有一定的局限性，因此个体化综合治疗已成为提高肝癌患者总体疗效的关键措施，它可以发挥各种治疗方法的优势，以达到最佳治疗效果。

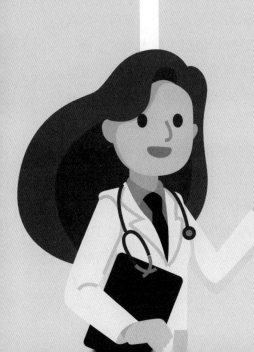

第五章

肝癌的综合管理

原发性肝癌

💊 Ⅰa/Ⅰb 期肝癌

什么是Ⅰa期肝癌　肝内只有一个肿瘤，且直径≤5cm，无肝外转移及血管侵犯，肝功能 Child-Pugh 分级为 A 或 B，体力状况良好（PS 评分为 0～2 分）。

什么是Ⅰb期肝癌　肝内只有一个肿瘤，且直径＞5cm，或肝内有 2～3 个肿瘤，且最大直径≤3cm，无肝外转移及血管侵犯，肝功能 Child-Pugh 分级为 A 或 B，体力状况良好（PS 评分为 0～2 分）。

Ⅰa/Ⅰb期肝癌可以治疗吗　Ⅰa/Ⅰb期肝癌属于肝癌分期中的早期，对于一些患者有可能实现根治。Ⅰa/Ⅰb期肝癌的治疗目标在于完整切除肿瘤，同时保护肝功能。

Ⅰa/Ⅰb期肝癌患者选择治疗方案时需要考虑什么　针对不同的肝癌患者，医生在选择治疗方案时需要考虑如下因素，如患者的一般情况、肝功能储备情况、是否存在门静脉高压及其严重程度、肿瘤情况（如大小、个数、位置、与肝脏主要血管及胆管的关系）。医生需要根据患者的具体情况制订个体化治疗方案。

Ⅰa/Ⅰb期肝癌患者的治疗　国家卫生健康委员会牵头制定的《原发性肝癌诊疗指南（2022 年版）》推荐，对于Ⅰa期肝癌患者，可以采用手术切除或肿瘤消融治疗；对于Ⅰb期肝癌患者，可以采用手术切除、肿瘤消融治疗或者消融联合经导管动脉化疗栓塞术

（TACE）治疗。其中手术切除依然是目前公认的早期肝癌的首选治疗方法，可以完整切除肿瘤，有效缓解症状，显著延长肝癌患者的生存时间。针对Ⅰa/Ⅰb期的早期肝癌患者，尽早手术切除肿瘤是提高患者生存率、改善患者预后的关键。

所有Ⅰa/Ⅰb期肝癌患者都可以手术切除肿瘤吗　并不是所有的Ⅰa/Ⅰb期肝癌患者都可以进行手术切除。肝癌手术切除必须遵循以下两大原则。

首先，是彻底性，即完整切除肿瘤，切缘无残留肿瘤。其次，是安全性，即保留足够的肝脏组织，保证肝脏组织能够发挥代偿功能，以降低手术并发症的发生率及死亡率。如违背了上述任意一项原则，则不建议进行手术切除。

肝癌手术切除都需要开刀吗　开腹手术，也就是大家常说的"开刀"，是肝癌手术治疗的基础。由于肝脏被人体的肋骨保护，肝癌开腹切除手术的切口都不小，常选用右上腹部反L形切口。但随着科技的发展及手术技术的进步，以腹腔镜手术及机器人手术为代表的微创肝癌切除手术应用越来越广泛。肝癌开腹和微创切除手术的效果及患者预后无显著性差异，但是微创手术具有较低的术后并发症发生率，并且能够缩短住院时间。然而，并不是每一位Ⅰa/Ⅰb期肝癌患者均适合微创技术，当肿瘤位于肝脏边缘或切除的肝脏组织较少（少于3个肝段）时，可以优先考虑微创手术。

手术切除了半个肝脏，保留下来的肝脏还

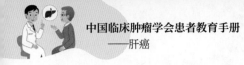

够用吗 根据血管和胆管的分布可以将肝脏分为左半肝及右半肝，进一步可以细分为4叶8段，左半肝和右半肝的体积不同，多数患者的右半肝体积大于左半肝。对于没有慢性肝病的患者，手术后保留30%体积的肝脏就能够代偿原有肝脏的功能；对于有慢性肝炎、肝硬化等慢性肝病的患者，手术后至少需要保留40%体积的肝脏才能有效降低手术并发症的发生率和死亡率。

肝癌切除术后放在患者腹部的管子有什么用 无论是肝癌微创手术还是开腹切除手术，术后一般会在患者腹腔内放置腹腔引流管，引流管一头在腹腔内，另一头穿过腹壁并在体外与引流袋相连，有时还会放置不止一根引流管。引流管的作用主要有以下两点。

首先，引流术区残留积液，促进恢复，避免术后发热、疼痛、感染等不适。

其次，可以通过引流液的量、颜色及性状，判断腹腔内的情况，随时调整术后治疗方案。

Ⅰa/Ⅰb期肝癌患者如果无法选择手术切除，还可以选择哪些治疗方式 随着精准理念和微创理念的不断推进，以TACE、射频消融、微波消融、粒子植入等为代表的肝癌介入治疗临床应用日益广泛，它们具有微创性、精准性、治愈性等优点。对于Ⅰa/Ⅰb期肝癌患者，肿瘤消融治疗能够达到与外科切除相媲美的效果。

🔖 哪些Ⅰa/Ⅰb期肝癌患者适合消融/TACE治疗

1. 对于单发病灶直径≤5cm，或存在2~3个病灶且最大病灶直径≤3cm，无血管、胆管和邻近器官侵犯以及远处转移，肝功能Child-Pugh分级A或B的患者，选择局部消融治疗可以获得根治性效果。但肿瘤的位置对射频消融的效果有一定影响，如病灶靠近门静脉则可能导致消融不完全，疗效欠佳。因此，应根据肿瘤的位置、大小以及操作医生的技术选择适宜的消融方式。

2. 对于直径3~5cm的单发肿瘤或多发肿瘤，可以采用多点覆盖消融或消融联合TACE的治疗手段，效果优于单纯消融治疗。

3. 对于不适合/拒绝外科切除、肝移植与消融治疗的Ⅰa/Ⅰb期肝细胞癌患者，可以选择TACE。

Ⅰ期肝癌患者可以进行放疗吗 放疗是肿瘤三大常规治疗手段之一，但并不是所有肿瘤患者都需要接受放疗。一般情况下，如果是Ⅰ期肝癌患者，放疗并不是首选治疗方式。但是在个别情况下，放疗也会用于Ⅰ期肝癌患者的治疗。

什么样的Ⅰ期肝癌患者适合放疗 对于Ⅰ期肝癌患者，具备以下情况可以考虑放疗。

1. 年老体弱，合并诸多慢性内科疾病，经过外科或者介入科医生评估认为无法耐受手术、消融或介入治疗的患者。由于放疗属于一种无创治疗方法，所以对于上述人群，放疗是一种很好的替代治疗选择。

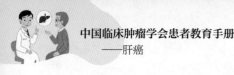

2. 部分打算接受肝移植的 I 期肝癌患者。如果通过移植科医生评估认为患者符合肝移植条件，但是在短时间内由于没有肝源而需要等待，为了防止等待期间肿瘤进展，失去移植的机会，患者在等待期可以接受放疗。通过放疗，可以最大程度地控制肿瘤进展，从而为肝移植赢得时间，这种治疗方法被称为肝移植前的桥接治疗。

3. 部分已经做过手术切除的 I 期肝癌患者。如果术后患者的病理报告显示手术切缘阳性，在这种情况下，术后是需要常规进行放疗的（但在临床实际工作中这种情况并不常见）。除此之外，近期一些临床研究发现，对于手术中窄切缘（指一部分肝脏肿瘤长在了紧邻大血管的位置，导致手术切除肿瘤时难以满

足切缘安全界限 > 1cm 的要求）的患者，术后进行放疗会有更好的临床疗效。

I 期肝癌患者需要接受药物治疗吗　按照现有的临床证据，I 期肝癌患者主要通过局部治疗的方法控制肿瘤，不需要接受药物治疗。当然，随着临床试验的开展以及更多药物的出现，未来肝癌治疗药物也有可能应用于 I 期肝癌患者的治疗。

不良反应的监测与管理

肝癌切除术后患者会感到疼痛吗　刚做完肝癌切除术的患者，绝大多数会感到疼痛，手术切除的范围越大、手术切口越大，术后的疼痛感越强烈，尤其是在术后前 3 天。此时患者可以通过正确使用镇痛泵缓解术后疼痛，但也需要了解镇痛泵可能带来的不良反应，如尿潴

留、恶心、呕吐、腹胀等。

肝癌切除术后患者会出现哪些并发症　肝癌切除术后患者可能出现的并发症包括腹腔出血、肝衰竭、胆瘘、感染（包括腹腔感染、肺部感染、手术切口感染等）和胸腔积液等，一般可以通过合理的术前评估和及时的术后处理进行预防和治疗。

肿瘤消融治疗/TACE治疗后患者会出现哪些并发症　射频治疗后患者常出现肝功能受损、肝区疼痛、发热、胸腔积液（或伴感染）、血红蛋白尿、出血等并发症。TACE术后以栓塞后综合征常见，主要表现为发热、肝区疼痛、恶心和呕吐等。此外，还可能发生穿刺部位出血、白细胞下降、一过性肝功能异常、肾功能损害以及排尿困难等。不良反应通

常持续5~7天，经对症治疗后大多数患者可以完全恢复。

🔖 随访监测

Ⅰa/Ⅰb期肝癌术后患者的复查建议建议患者在术后1个月复查，复查项目包括腹部超声＋血清肿瘤标志物检查。术后2年内建议患者每2~3个月复查1次，2年后可将复查间隔时间适度延长，但最长不应超过6个月。如果发现异常，如超声检查发现肝脏可疑病灶或肿瘤标志物水平升高，则需要进一步进行腹部增强CT扫描或MRI检查，必要时还需要完善全身PET-CT检查，明确有无肝外转移灶。

合并乙型肝炎的肝癌患者需要进行抗乙型肝炎病毒治疗吗　对于合并乙型肝炎病毒感染

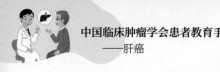

的肝癌患者，抗乙型肝炎病毒治疗应贯穿于肝癌治疗的始终。肝癌切除术前，患者须进行抗乙型肝炎病毒治疗，将乙型肝炎病毒 DNA 拷贝数降至正常范围，以降低术后暴发性肝衰竭的风险。肝癌切除术后，建议患者终身进行抗乙型肝炎病毒治疗，并定期复查乙型肝炎病毒 DNA 拷贝数，及时调整治疗方案，有助于预防肝癌复发并保护肝功能。

肿瘤消融治疗后如何评估局部疗效 建议患者在术后 1 个月左右复查肝脏动态增强 CT/MRI，或者进行超声造影。肝癌完全消融后患者应定期随访，2 年之内每隔 3~6 个月复查 1 次，以便及时发现可能的局部复发病灶或肝内新发病灶。首次评价仍有肿瘤残留者，可以再次进行消融治疗；若再次消融后仍有肿瘤残

留，应视为消融治疗失败，需要改用其他疗法。

介入治疗患者的随访安排 建议患者第 1 次 TACE 治疗后 3~6 周时复查 CT 和 / 或 MRI、血清肿瘤相关标志物、肝肾功能和血常规等。如果影像学检查显示肝脏的瘤灶内碘油沉积浓密、瘤组织坏死明显，且无增大和新病灶，可严密观察，暂不考虑再次进行 TACE 治疗。

后续 TACE 治疗的频率应依随访结果而定，主要包括患者对前次治疗的反应（包括有效性和安全性）、肝肾功能和体力状况的变化。每次随访可间隔 1~3 个月或更长时间。如果出现无法治疗的局部进展，则应停止 TACE 治疗。

Ⅰa/Ⅰb 期肝癌患者应该如何进行营养

支持　肝癌患者的营养支持应贯穿于治疗的始终，建议患者均衡饮食，少吃油腻食物，补充优质蛋白质。术前的营养支持治疗可以提高患者对手术的耐受力，术后的营养支持有助于改善患者的免疫力，加速康复。

肝癌患者手术后还能运动吗　肝癌患者术后早期下床活动有助于术后恢复。待身体恢复后，患者可以进行一些简单运动，但建议量力而为，避免剧烈运动，运动后如感不适要及时就诊。

患者故事

　　赵先生是一位慢性乙型肝炎患者，50 岁时体检发现肝癌，肿瘤直径2cm，没有任何症状。按照医生的建议，他服用了抗乙型肝炎病毒药物，并及时进行了腹腔镜肝癌切除术，身上只有 5 个切口，大的切口直径约 2cm，小的切口直径还不到 1cm。手术后不久，赵先生就恢复了正常生活，按照医生的建议定期复查，规律服用抗乙型肝炎病毒药物。术后 7 年，赵先生的肝癌依然没有复发。

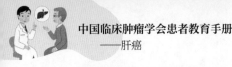
🔖 Ⅱa/Ⅱb 期肝癌

什么是Ⅱa期肝癌 肝内有 2～3 个肿瘤，且最大直径 > 3cm，无肝外转移及血管侵犯，肝功能 Child-Pugh 分级为 A 或 B，体力状况良好（PS 评分为 0～2 分）。

什么是Ⅱb期肝癌 肝内肿瘤个数 ≥ 4 个，不论肿瘤大小，无肝外转移及血管侵犯，肝功能 Child-Pugh 分级为 A 或 B，体力状况良好（PS 评分为 0～2 分）。

肿瘤个数与手术可行性之间有什么关系 肝癌患者的肿瘤个数只是术前评估的指标之一。虽然Ⅱa/Ⅱb 期肝癌患者肿瘤多发且较大，但并非没有手术机会，对于Ⅱa 期患者，手术治疗是首选。对于Ⅱb 期患者，需要根据患者的一般情况、肝功能、肿瘤位置等多种因素评估手术的可行性，制订个体化治疗方案。

🔖 治疗方式的选择

Ⅱa/Ⅱb 期肝癌患者应该如何治疗 国家卫生健康委员会牵头制定的《原发性肝癌诊疗指南（2022 年版）》推荐，对于Ⅱa 期肝癌患者，首选手术切除，也可行 TACE 联合消融治疗；对于Ⅱb 期肝癌患者，首选 TACE，对于合适的患者可手术切除，也可行全身治疗，如靶向治疗、化疗、免疫治疗等。

Ⅱa/Ⅱb 期肝癌患者的手术原则 Ⅱa/Ⅱb 期肝癌患者的手术原则与Ⅰa/Ⅰb 期肝癌患者一样，也必须遵循两大原则。

首先，是彻底性，即完整切除肿瘤，切缘无残留肿瘤；其次，是安全性，即保留足够的肝脏组织，保证保留的肝脏组织能够代偿发挥功能，以降低手术并发症的发生率及死亡率。如违背了上述任意一项原则，则不建议行手术切除。

哪些Ⅱb期肝癌患者可以进行手术切除
对于Ⅱb期肝癌患者，如果多发的肿瘤位于同一肝段/肝叶内，或位于同一侧半肝内，可以行手术切除。如果在上述切除范围之外还有其他肿瘤，可以考虑同时对其进行消融治疗。在这种情况下，手术切除或手术切除联合消融治疗有可能获得比其他治疗方式更好的效果，但需要根据每位患者的不同情况制订个体化治疗方案，进行更为谨慎的术前评估与规划。

Ⅱa/Ⅱb期肝癌患者能进行微创手术吗
Ⅱa/Ⅱb期患者可以通过微创方式切除肿瘤。虽然肿瘤多发，但如果肿瘤位于肝脏表面或位于同一肝段/肝叶内，也可以行腹腔镜或机器人手术切除肿瘤。在预后方面，与开腹手术相比，微创手术无显著性差异，但具有创伤小、住院时间短、患者恢复快的优点。

Ⅱa/Ⅱb期肝癌患者术后保留下来的肝脏还够用吗　Ⅱa/Ⅱb期肝癌患者由于肿瘤多发，手术切除或联合消融治疗后损失的肝脏体积相对较多。对于没有慢性肝病史的患者，手术后保留30%体积的肝脏就能够代偿原有肝脏的功能；对于有慢性肝炎、肝硬化等慢性肝病的患者，手术后至少需要保留40%体积的肝脏，才能有效降低手术并发症的发生率和死亡率。

哪些Ⅱ期肝癌患者可以考虑放疗　对于绝大多数的Ⅱ期肝癌患者，放疗不是常规推荐的

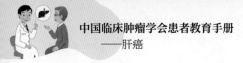

治疗手段，但以下几种情况，患者可以考虑选择放疗。

1. 经过外科、介入科医生评估不适合或由于身体原因无法耐受手术、消融治疗或介入治疗的Ⅱ期肝癌患者。对于这部分患者，如果肝脏肿瘤相对局限，放疗是一种可供选择的局部治疗手段。

2. 经过介入或消融治疗后，对肿瘤病灶仍存在活性的Ⅱ期肝癌患者，放疗经常作为一种联合治疗手段。

3. 与Ⅰ期肝癌患者一样，如果经过移植科医生评估后认为符合肝移植条件，放疗可以作为桥接治疗手段，在等待肝源期间进行放疗可以降低等待期内肿瘤进展的概率，保证肝移植的顺利进行。

4. 对手术后病理报告显示为切缘阳性的Ⅱ期肝癌患者，术后加入放疗是非常有必要的。另外，如果手术中存在窄切缘的情况，实践证明患者术后进行放疗会有更好的临床疗效。

哪些Ⅱ期肝癌患者不适合接受放疗　对于Ⅱ期肝癌患者，以下几种情况不适合进行放疗。

1. 肝脏肿瘤比较分散。如果肝脏肿瘤的数量较多，分布在肝脏左叶、右叶的不同区域，这种情况下正常肝脏受到照射的范围较大，因此不宜进行放疗。

2. 肝脏功能较差。如果患者的肝功能不佳（重点关注胆红素和白蛋白指标），放疗科医生评估后认为放疗易引起肝功能进一步恶化，这种情况下不适合进行放疗。

3. 肿瘤紧邻胃肠道。如果肝脏肿瘤紧邻

胃、小肠、结肠这些空腔脏器，较高的放疗剂量容易引起胃肠道损伤，这种情况下进行放疗须格外慎重。

Ⅱ期肝癌患者是否需要进行药物治疗 对于Ⅱ期肝癌患者，如果无法进行手术，或其他局部治疗效果均不理想时，药物治疗是一类重要的治疗手段。

目前有哪些针对肝癌的全身治疗药物 目前治疗肝癌的药物包括三大类。

1. 抑制血管生成的口服靶向药物，代表药物包括一线药物仑伐替尼、索拉非尼、多纳非尼，二线药物瑞戈非尼、阿帕替尼、雷莫西尤单抗。

2. 静脉输注的免疫药物联合靶向药物，代表药物为 PD-L1 抑制剂阿替利珠单抗 + 抗血管生成的大分子靶向药物贝伐珠单抗、卡瑞利珠单抗联合阿帕替尼、贝伐珠单抗联合信迪利单抗，目前已成为肝癌一线治疗方案。

3. 化疗药物，代表方案是被称为 FOLFOX 方案的化疗药物组合（亚叶酸钙 + 氟尿嘧啶 + 奥沙利铂）。

此外，随着大量临床试验的开展以及数据的公布，很多药物及药物组合也被证实能够有效治疗肝癌，这些药物或药物组合包括：PD-1 抑制剂的单药治疗、PD-1 抑制剂与抗血管生成小分子靶向药物的联合治疗、PD-1 抑制剂与抗血管生成大分子靶向药物的联合治疗、CTLA-4 抑制剂与 PD-1 抑制剂的联合治疗等。相信随着更高级别的临床试验的开展，更多的药物治疗方案会被肝癌治疗指南所推荐。

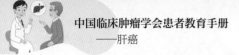

💊 不良反应的监测与管理

肝癌切除术后患者会感到疼痛吗 刚做完肝癌切除术的患者，绝大多数会感到疼痛，手术切除的范围越大、手术切口越大，术后的疼痛感越强烈，尤其在术后前3天。此时患者可以通过正确使用镇痛泵缓解术后疼痛，但也需要了解镇痛泵可能带来的不良反应，如尿潴留、恶心、呕吐、腹胀等。

肝癌切除术后患者会出现哪些并发症 肝癌切除术后患者可能出现的并发症包括腹腔出血、肝衰竭、胆瘘、感染（包括腹腔感染、肺部感染、手术切口感染等）和胸腔积液等，一般可以通过合理的术前评估、及时的术后处理进行预防、治疗。

Ⅱa/Ⅱb期患者术后的随访监测 Ⅱa/Ⅱb期患者应在术后1个月复查，复查项目包括腹部超声＋血清肿瘤标志物检查。术后2年内建议患者每2~3个月复查1次，2年后可将复查间隔时间适度延长，但最长不超过6个月。如果术前甲胎蛋白（AFP）等血清肿瘤标志物水平升高，术后2个月内需要动态监测其变化，应逐步将其降至正常范围内。如超声检查发现肝脏可疑病灶或肿瘤标志物水平不降反升，则须进一步进行腹部增强CT扫描或MRI检查，必要时还需要完善全身PET-CT检查，明确有无肝外转移灶。

Ⅱa/Ⅱb期肝癌患者应该如何进行营养支持 肝癌患者的营养支持应该贯穿于治疗的始终，建议均衡饮食，少吃油腻食物，补充优质蛋白质。术前的营养支持治疗可以提高患者对手术的耐受力，术后的营养支持有助于改善患者的免疫力，加速康复。

肝癌患者手术后还能运动吗　肝癌患者术后早期下床活动有助于术后恢复。身体恢复后，患者可以进行一些简单的运动，但建议量力而为，避免剧烈运动，运动后如感不适要及时就诊。

💊 Ⅲa/Ⅲb 期肝癌

Ⅲ期肝癌的特点　不同于Ⅰ期肝癌和Ⅱ期肝癌的分期标准，Ⅲ期肝癌不是以肝脏肿瘤个数和大小作为分期依据。如果肝脏肿瘤侵犯了肝脏血管（比如肝静脉、门静脉、下腔静脉），或者出现了肝外转移，同时患者的肝功能 Child-Pugh 分级为 A 或 B，患者的体力状况评分为 PS 0～2 分，在这种情况下就可确定为Ⅲ期肝癌。

Ⅲa 期和Ⅲb 期是如何区分的　Ⅲ期肝癌又分为Ⅲa 期和Ⅲb 期。如果肿瘤仅侵犯了肝脏血管，而没有出现肝外转移，这类Ⅲ期肝癌可定义为Ⅲa 期；如果已经出现了肝外转移，则为Ⅲb 期。

Ⅲ期肝癌患者的治疗目标　对于大多数Ⅲ期肝癌患者，由于肿瘤已经侵犯了大血管或存在肝外转移，因此，治疗目标已从根治转变为最大程度地控制肿瘤进展，延长生存时间，改善患者的生活质量。对于Ⅲ期肝癌患者，治疗方法的选择比较丰富，既包括手术、介入、放疗等局部治疗手段，也包括多种全身药物治疗方法，通常情况下，往往是多种治疗方案的综合应用。

如何为Ⅲ期肝癌患者制订最优的治疗方案

由于Ⅲ期肝癌患者大多数情况下需要进行局部治疗和系统治疗，因此多学科诊疗（MDT）模式显得尤为重要。在这个诊疗团队中，包括肝胆外科、介入科、放疗科、肿瘤内科、影像科和病理科等多个专业的医生，结合患者的具体情况，共同为患者制订出最优的诊疗方案。

在制订诊疗方案过程中，医生团队应重点考虑哪些内容　在诊疗方案制订过程中，医生团队通常会先对患者的疾病分期再次进行细致的评估，包括血管受侵的范围及程度、肝外转移的部位、数量等；此外，还会对患者的一般状况进行评估，比如患者的肝功能状况、血常规情况，有无基础内科疾病等。根据这些评估结果制订出相对完善的治疗方案。

治疗方式的选择

Ⅲa期肝癌患者可以选择手术治疗吗　对于Ⅲa期肝癌患者，因为其存在血管侵犯，手术切除并不是首选，仅在某些特定条件下可以考虑手术切除，例如肿瘤局限于半肝，肝门静脉主干或分支存在癌栓并且预期在术中可以完整切除或取尽，可以行手术切除肿瘤并联合门静脉取栓，术后须及时进行TACE及全身治疗等。如肝门静脉癌栓无法同期在术中进行处理，可以针对肝门静脉癌栓先进行术前放疗，之后再行手术切除肿瘤，医生会根据不同患者的情况制订个体化治疗方案，进行更为谨慎的术前评估与规划。

不能手术切除的Ⅲa/Ⅲb期肝癌可以重新获得手术的机会吗　不能手术切除的

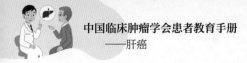

Ⅲa/Ⅲb 期肝癌，可以通过降期或转化治疗重新获得手术机会，如果降期或转化治疗成功后行手术切除，相比于其他治疗方案预后更好。常用的降期及转化治疗手段包括 TACE、放疗、靶向治疗、免疫治疗，需要根据患者的具体情况制订个体化治疗方案。

Ⅲa/Ⅲb 期肝癌可以进行介入治疗吗　肝癌介入治疗包括肝动脉栓塞化疗（TACE）和肝动脉灌注化疗（HAIC）等，其中 TACE 是公认的肝癌非手术治疗中常用的方法。TACE 是指将化疗药物与栓塞剂混合在一起或使用药物洗脱微球（DEB）经肿瘤的供血动脉支注入，从而使肿瘤血管封闭。HAIC 则是灌注化疗药物，常用化疗药物有铂类、抗代谢药等。

如何进行 TACE　首先进行肝动脉造影，经皮穿刺股动脉途径插管，将导管置于腹腔干或肝总动脉行 DSA 造影，仔细分析造影结果，明确肿瘤的部位、大小、个数以及供血动脉。然后将化疗药物与栓塞剂混合，经肿瘤的供血动脉支注入。

TACE 治疗最常用的栓塞剂是碘油乳剂。先灌注一部分化疗药物，然后将另一部分化疗药物与碘油混合成乳剂进行栓塞。

如何评估 Ⅲa/Ⅲb 期肝癌患者是否适合 TACE　影响 TACE 远期疗效的重要因素包括肝硬化程度、肝功能状态、血清 AFP 水平、肿瘤负荷、肿瘤包膜是否完整、门静脉有无癌栓、肿瘤血供情况和肿瘤的病理类型等。six-and-twelve 模型是针对 TACE 治疗的术前预测模型，能够对肝癌患者进行个体化预后评估和

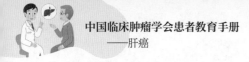

危险分层。

在接受介入治疗时患者是否可以进行其他治疗 TACE 可以联合肿瘤消融治疗，有研究显示两种局部治疗联合能够提高疗效，并减少肝功能损伤程度。此外，介入治疗还可以联合全身治疗，包括分子靶向治疗、系统化疗和免疫治疗等。对于肝癌伴门静脉癌栓患者，采用HAIC 联合索拉非尼的疗效明显优于单用索拉非尼治疗。

在什么情况下，Ⅲ期肝癌患者需要进行放疗 ①存在血管癌栓。目前已经有很多临床实践证明，放疗对于血管癌栓具有很好的疗效，因此对于存在门静脉癌栓（尤其是门静脉主干癌栓）、肝静脉癌栓或下腔静脉癌栓的患者，放疗是重要的治疗手段。②存在癌痛。如果肝

癌患者出现骨转移或腹膜后淋巴结转移，可能出现严重的癌性疼痛，放疗对于缓解癌性疼痛具有独特的优势。③与其他治疗方式联合。放疗作为局部治疗的重要手段，目前经常与其他治疗进行联合用于Ⅲ期肝癌患者的治疗。

放疗与其他治疗方式的联合 ①放疗与手术联合。对肝脏肿瘤侵犯大血管无法直接手术的患者，术前放疗可以使肿瘤体积缩小，降低手术难度；对手术后存在切缘阳性或窄切缘情况的患者，术后放疗可以更好地降低局部复发概率；对部分拟行肝移植的患者，在等待肝源期间进行放疗，可以降低等待期间肿瘤进展风险，为后续移植的顺利进行提供保障。②放疗与介入治疗联合。对多次进行介入治疗后肝脏肿瘤仍存在活性的患者，进行放疗可以更好地

控制肿瘤病灶；此外，先行放疗后进行介入治疗是目前临床常见的治疗选择。③放疗与靶向药物、免疫药物联合。一些基础研究发现，放疗对于免疫治疗具有增敏作用，目前临床中已逐渐开展相关联合治疗的临床研究。

Ⅲ期肝癌有哪些内科治疗药物　在早些时候，肝癌的内科治疗药物是极为有限的，仅有索拉非尼一种药物被肝癌治疗指南所推荐。近几年，随着新的肝癌治疗药物不断涌现，以及高级别证据的临床试验结果逐渐公布，已经有越来越多的药物和治疗方案应用于Ⅲ期肝癌的临床治疗，成为医生治疗肝癌的有力武器。概括而言，这些药物及治疗方案包括靶向药物、免疫治疗药物、化疗药物以及靶向联合免疫治疗方案。

目前临床常用的内科治疗药物及方案

《中国临床肿瘤学会（CSCO）原发性肝癌诊疗指南 2022》根据肝癌患者的肝功能情况，对肝癌全身治疗的一线和二线药物及方案分别进行了推荐。

1. 一线治疗，即之前未进行过任何全身治疗患者的首个用药方案。如果患者的肝功能较好，Child-Pugh 分级 ≤ 7 分，仑伐替尼、多纳非尼、阿替利珠单抗 + 贝伐珠单抗、索拉非尼、奥沙利铂为主的化疗方案、阿帕替尼联合卡瑞利珠单抗、贝伐珠单抗联合信迪利单抗、度伐利尤单抗联合替西木单抗等是可供选择的一线治疗方案。此外，仑伐替尼联合帕博利珠单抗或者纳武利尤单抗等也积累了一定的循证医学证据。如果患者的肝功能不佳，则只能进

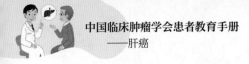
行对症支持治疗、姑息治疗或中医药治疗。

2. 二线治疗，即一线治疗后肿瘤出现进展或者患者不耐受的情况下的次选用药方案。如果患者的肝功能尚可，Child-Pugh 分级 ≤ 7 分，瑞戈非尼、各种 PD-1 抑制剂、阿帕替尼等都是指南中推荐的药物。此外，还有一些化疗、靶向治疗、免疫治疗的联合方案也在指南中被提及，但是证据级别相对较低，需要临床试验进一步加以验证。如果患者的肝功能不佳，同样只能进行对症支持治疗、姑息治疗或中医药治疗。

内科治疗前后患者需要注意什么　在内科治疗前，医生会重点关注患者的血常规、肝肾功能等情况，如果患者选择使用免疫治疗药物（如 PD-1/PD-L1 抑制剂），在用药之前最好检查患者的心脏功能，以提高用药的安全性。

在治疗开始之后，定期的影像学检查以及各种实验室检查是非常有必要的，不仅可以观察当前用药方案的疗效，还能够监测患者是否出现了不良反应。根据检查结果，医生会对治疗方案进行不断地调整，从而兼顾疗效和安全性。另外，在治疗过程中，患者要保持乐观的心态，规律作息，避免劳累，预防感冒，这些都有助于治疗的顺利进行。

不良反应的监测与管理

肝脏放疗安全吗　长期以来，很多人认为放疗对正常的肝脏组织损伤很大，是不安全的。其实，这种观点已经过时了。当前的放疗技术及设备可以使照射的区域非常精准，能够有效保护照射区域以外的正常组织。因此，目前的肝脏放疗是安全的。

肝脏放疗后患者会掉头发吗　放疗属于局部治疗，与化疗等全身治疗方式不同，对肝脏部位放疗的患者是不掉头发的，患者可以不用担心。

放疗后患者出现疲劳、乏力应该怎么办　疲劳、乏力是放疗过程中患者经常出现的不良反应。如果患者在放疗过程中出现上述症状，应该检查肝功能是否出现异常，如果同时服用靶向药物，建议适当降低靶向药物的剂量。此外，患者还要注意休息，加强营养，在放疗结束一段时间后疲劳、乏力症状就会逐渐缓解。

放疗过程中患者应该多久查一次血常规　尽管目前放疗的精准性已经大幅提高，但还是有一定的不良反应，因此患者在放疗过程中应

该加强监测。通常情况下，患者应该每周查一次血常规，每 1 ~ 2 周查一次肝肾功能。

患者肝功能不佳，还能进行放疗吗　如果患者在放疗前肝功能异常，并不意味着不能进行放疗，应该进一步明确是哪些指标出现了异常，如果仅是转氨酶轻度升高，则不影响放疗。如果胆红素升高，而且总胆红素超过了50μmol/L，则应该慎重选择放疗，通常要通过保肝治疗使总胆红素水平下降到安全范围后再考虑放疗。当然，这里提到的"放疗"指的是针对肝脏肿瘤的放疗，如果是其他部位的放疗，则对肝功能要求更低。

放疗后患者出现腹部疼痛应该怎么办　患者放疗后的腹部疼痛，首先考虑的是肠道蠕动加强导致的功能性腹痛，在这种情况下腹痛的

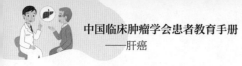
同时会伴随大便次数增多甚至腹泻，患者可以使用止泻药进行对症处理，严重时可以使用胃肠解痉药。如果患者在放疗的同时还在使用抗血管生成的靶向药物，如索拉非尼、仑伐替尼，在这种情况下如果出现腹部疼痛，患者要引起重视，最好进行胃镜检查以明确是否存在胃溃疡或十二指肠溃疡，如果存在，则要停用靶向药物并及时对症治疗。

放疗后患者的皮肤颜色加深还能恢复吗
如果肿瘤病灶距离皮肤较近，放疗过程中皮肤的受照剂量会相对较高，放疗区域的皮肤会逐渐出现色素沉着，这就是受照区域皮肤颜色加深的原因。在这种情况下，皮肤的颜色经过一段时间是能够逐渐恢复到放疗前状态的。

放疗会导致患者呕吐吗 随着放疗精准度的逐渐提高，放疗导致患者呕吐的概率已经越来越小了，临床中肝脏放疗导致患者呕吐的发生率在 10% 左右。如果患者在治疗过程中出现恶心甚至呕吐的情况，医生通常会给患者加用抑制呕吐的药物，对症治疗后绝大多数患者的症状会得到改善。

内科治疗后患者有食管 - 胃底静脉曲张，还能使用抗血管生成靶向药物吗 如果患者存在食管 - 胃底静脉曲张，在使用抗血管生成靶向药物时需要慎重。建议患者在使用前进行胃镜检查，如果胃镜下显示曲张的静脉存在"红色征"或胃、十二指肠有溃疡存在，则不建议使用抗血管生成靶向药物。如果没有上述情况，患者使用相应的靶向药物是安全的。

使用抗血管生成靶向药物时患者要注意哪

些问题 这类药物的一大不良反应是容易导致血压升高，因此患者一旦开始使用这类药物，需要随时监测血压，血压一旦升高，要及时口服抗高血压药。患者还应注意尿常规中的尿蛋白情况，这是由于这类药物还容易引起蛋白尿。此外，抗血管生成药物还可能引起皮疹、手足皮肤反应、腹泻等不良反应，一旦出现，建议患者及时就诊并进行对症治疗。

患者的肝功能不好，可以使用抗血管生成靶向药物吗 这类药物对肝功能有一定影响，如果患者 Child-Pugh 分级 ≤ 7 分，那么使用这类药物是相对安全的；否则建议慎重选择。

使用免疫治疗药物前，患者应该做哪些实验室检查 大部分免疫治疗药物（PD-1/PD-L1 抑制剂）的不良反应在用药后 1~3 个月出现，因此在使用前就要做一系列检查，以便作为日后不良反应的基线对照。通常情况下，在使用免疫治疗药物之前，患者应该进行血常规、肝肾功能、心肌损伤标志物、甲状腺功能、肾上腺功能、细胞因子等项目的检查。

使用免疫治疗药物后患者突然出现疲劳、乏力应该怎么办 如果患者使用免疫治疗药物后突然出现疲劳、乏力，一定要引起重视，要找医生进行肌钙蛋白检测，同时进行超声心动图检查，明确是否存在心肌损伤。尽管免疫性心肌损伤发生率不高，但发生后患者死亡率很高，而这种情况最常见的临床表现就是疲劳、乏力，所以一旦患者出现相应症状，一定要及时就诊。

除了免疫性心肌损伤，免疫治疗药物还有

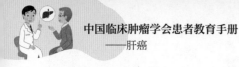

哪些常见不良反应 除了免疫性心肌损伤外，常见的免疫相关不良反应还包括免疫性肝炎、免疫性皮炎、免疫性肺炎、免疫性肠炎、免疫性垂体炎等，每种不良反应的发生概率都不高，所以无须过于担心。在使用免疫治疗药物的时候，应该定期进行实验室检查，以便及早发现问题，并进行针对性治疗。

治疗肝癌的化疗药物有哪些不良反应，患者应该注意什么问题 治疗肝癌的主要化疗药物是奥沙利铂和氟尿嘧啶，这两种药物都是临床常用的抗肿瘤药，在使用过程中容易引起血常规异常（如白细胞下降）、消化道反应（如恶心、呕吐）以及神经受损（如手脚麻木）。奥沙利铂治疗可致神经受损并持续一段时间，因此在使用奥沙利铂治疗后，患者要避免接触冰冷物体，避免用凉水洗手、洗脚，这是由于上述行为会诱发手脚麻木甚至疼痛。患者平时应戴手套，这样能对双手起到保护作用。

TACE 有哪些不良反应 TACE 的不良反应以栓塞后综合征最常见，患者主要表现为发热、肝区疼痛、恶心和呕吐等。此外，患者还可能出现穿刺部位出血、白细胞下降、一过性肝功能异常、肾功能损害以及排尿困难等不良反应。

HAIC 有哪些不良反应 HAIC 不良反应以化疗相关不良反应为常见，如骨髓抑制、凝血功能异常、肝功能异常以及消化道反应等。介入治疗术后的不良反应通常持续 5～7 天，经对症支持治疗后大多数患者可以完全恢复。

💊 随访监测

放疗后多久才能评估放疗效果 放疗结束后，放射线对肿瘤组织的作用还将持续一段时间，因此，放疗后不能马上进行影像学检查来评估放疗效果，而是要在放疗结束一段时间后再进行评估才更为合适。在放疗结束后 6～8 周进行评估比较合适。

内科治疗后多久才能评估治疗效果 如果患者正在进行规律的内科治疗，建议每 2～3 个月进行一次全面的影像学检查以及肿瘤标志物检测，根据结果判断当前使用的方案是否有效。每次复查时，建议患者进行上腹部增强 MRI 检查、肺部 CT 检查。建议每半年进行一次颅脑 MRI 检查以及骨扫描，以便及早发现潜在的转移病灶。

💊 Ⅳ期肝癌

什么是Ⅳ期肝癌 依据中国肝癌的分期方案（CNLC），Ⅳ期肝癌即指患者 ECOG 体力状况评分 3～4 分，或肝功能 Child-Pugh 分级为 C 级，不考虑肿瘤情况、血管侵犯情况和肝外转移情况。

Ⅳ期肝癌患者的治疗目标 对于Ⅳ期肝癌患者，首要治疗目标不是抗肿瘤，而是提高生活质量，延长生存时间。

如何为Ⅳ期肝癌患者制订最优的治疗方案 Ⅳ期肝癌患者的治疗策略选择包括最佳支持治疗与姑息治疗（舒缓疗护）、肝移植、介入治疗及中医药治疗。依据Ⅳ期肝癌患者的治疗目标，首先考虑最佳支持治疗与姑息治疗。多学科诊疗（MDT）模式是肿瘤内科、介入治疗

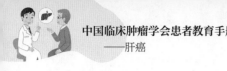

科、感染科、消化/肝病内科、疼痛科、营养科、中医科、心理科、内分泌科等多学科医生通力合作，为患者提供一站式全方位医疗服务，同时考虑患者的个体差异、自身需求等因素，为患者提供最佳的治疗方案。

治疗方式的选择

什么是最佳支持治疗和姑息治疗　最佳支持治疗和姑息治疗是指以缓解癌症或癌症治疗引起的症状并改善生活质量为目标的治疗，包括镇痛、纠正贫血、纠正低白蛋白血症、加强营养支持，控制合并糖尿病患者的血糖，防治腹腔积液、黄疸、肝性脑病、消化道出血以及肝肾综合征等并发症。对于乙型肝炎病毒或者丙型肝炎病毒相关性肝癌，需要积极进行抗病毒治疗。针对有症状的骨转移患者，可使用抑

制骨吸收的药物。另外，适度的康复运动可以增强患者的免疫功能。同时，医生会关注患者及家属的心理状态，采取积极的措施，包括药物治疗，调整其相应的状态，帮助患者把消极心理转化为积极心理，通过舒缓治疗让患者享有安全感、舒适感，减少抑郁与焦虑情绪。当然，患者也应将所有症状和不良反应告知医疗团队。最佳支持治疗可以与其他治疗联合应用，以提高患者的生活质量。

患者出现不良反应应该怎么办　任何抗肿瘤治疗都有可能导致不良反应。不良反应取决于诸多因素，包括治疗方式、治疗剂量以及个体差异。不良反应可能损害患者的健康，或者造成消极心理。患者要向医疗团队详细询问不良反应的相关知识，并在出现新症状或原有症

状加重时告知医疗团队。对于可预防的不良反应，患者可以在医生的指导下采用积极的预防性措施。

患者出现疼痛应该如何处理　肝癌患者肝区疼痛通常是由于肿瘤增大、肝包膜张力增加引起的，常表现为持续性钝痛，呼吸时加重，且疼痛较为严重，并可能波及全腹部，有时会出现右肩部放射痛。对于晚期肝癌患者，疼痛会导致身心疲惫，生活质量严重下降。对于这种情况，可以按照疼痛情况使用镇痛药。常见的镇痛药包括口服药物、透皮贴剂、皮下注射剂以及静脉注射剂等，考虑到使用的便利性，应该优先应用口服药物或透皮贴剂。在使用镇痛药时，患者应遵照医嘱，切不可随意加量，以免造成不必要的危险。如果出现严重的不良

反应，应及时就诊。除用药之外，也可以给患者的肢体进行按摩和抚触，放松肌肉，缓解疼痛，但不建议按摩肝脏或肿瘤部位。需要注意的是，肝癌破裂出血会引起急性剧烈腹痛，大量出血可导致患者休克甚至死亡，当患者突然出现剧烈疼痛，伴有出冷汗、面色苍白等症状时应及时到附近医院的急诊就医。

患者出现营养不良应该如何处理　肝癌患者容易出现营养不良，其主要原因有肝细胞受损、食欲缺乏、物质代谢受影响及放疗和化疗等影响机体对营养物质的消化吸收。营养评定就是对患者的营养状态进行全面评估，是提供营养支持的前提和基础。营养支持能为患者提供机体所需的营养，有助于提高患者治疗的耐受性、依从性，有利于患者的恢复。患者日常

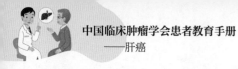

饮食应多样化，少食多餐，多进食新鲜的水果蔬菜，保证营养均衡及足够的热量。避免辛辣刺激、生冷和坚硬的食物；戒烟戒酒，适量饮水。营养科医生可以帮助指导患者的饮食。肝癌患者的疾病情况及治疗方式不同，营养治疗的效果也会出现明显差异。如果患者在进食或保持体重方面存在困难，可以与医疗团队沟通。

对于合并其他基础疾病的患者，饮食要点如下。

肝癌患者通常伴有肝硬化和肝损伤，常合并门静脉高压性胃病，因此应以清淡、细软的食物为主。

对肝癌合并糖尿病的患者，要多补充蛋白质和维生素，应选择清淡、低糖、低钠的食物。要注意控制血糖，同时要防止低血糖。

肝癌合并上消化道出血的患者，要严格卧床休息，必要时禁食禁水。出血停止后恢复期患者的饮食应由流质逐步过渡到半流质、软食，避免进食粗糙、过硬的食物，以防损伤曲张的血管造成出血。

肝癌合并肝性脑病的患者，应该控制脂肪及蛋白质的摄入，避免加重肝脏负担，同时减轻肝性脑病的症状。尚能进食者应多选用精细粮食和膳食纤维含量少的水果，以保证充足的热量。

患者出现胆道梗阻应该如何处理　肿瘤可能梗阻胆管，产生黄疸，患者可能有疼痛、瘙痒、不适、皮肤巩膜黄染等症状。梗阻可能导致胆管炎，可以通过放置胆道支架或进行胆管旁路术解除梗阻。

伴随基础肝病的肝癌患者应该如何处理
在临床实践中，一些晚期肝癌患者的直接死因可能不是肿瘤本身，而是伴随的基础肝病（肝炎、肝硬化和肝功能异常）及其并发症。因此，必须高度重视基础肝病，在为患者进行诊断、治疗时，必须全面考虑、全程管理，积极进行抗病毒、保护肝功能、利胆和防治并发症以及其他对症支持治疗。

合并乙型肝炎病毒或丙型肝炎病毒感染的肝癌患者应该如何处理 合并乙型肝炎病毒或丙型肝炎病毒感染，特别是病毒复制活跃的肝癌患者，口服核苷（酸）类似物、免疫调节剂等抗病毒治疗应贯穿治疗的全过程。同时应特别注意检查和监测病毒载量以及肝炎情况。在肿瘤治疗的同时开展规范化的抗病毒治疗，可以改善患者的肝功能及病毒学指标，对于减少肝癌复发转移、提高患者的生活质量与远期生存率具有十分重要的意义。

肝癌患者为什么会出现肝功能损伤，应该如何处理 肝癌患者在病程中或治疗过程中可能出现肝功能损伤，其机制非常复杂，除了基础肝病，还可能与肿瘤细胞的生长、浸润、转移以及抗肿瘤治疗药物等密切相关。患者须定期复查和动态监测肝功能，及时使用保肝药物保护肝功能，提高治疗的安全性，减少并发症的发生，改善生活质量和预后。目前还提倡积极采用预防性保肝措施。

Ⅳ期肝癌患者为什么会出现腹腔积液 腹腔积液是肝癌患者的常见症状，患者多表现为

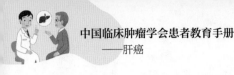
腹胀、腹痛、口渴、食欲缺乏等症状。出现腹腔积液的患者平时应以休息为主，少站立、多平卧。对于腹胀较重的患者，适当使用利尿药可以减轻症状，但要定期复查电解质情况，避免因利尿药的使用导致电解质紊乱。在饮食上，应注意控制盐的摄入量。在衣着方面，应选择宽松的衣服。

肝癌患者发生上消化道出血应该如何处理
上消化道出血约占肝癌患者死亡原因的 15%，患者常表现为呕血、黑便甚至血便，可能合并心跳加快、面色苍白甚至休克等情况。此时家属应尽量安抚患者，使之保持镇定，将头偏向一侧，防止血液或血块引起呛咳甚至呼吸困难，并尽快将患者送往医院救治。

什么是肝性脑病　肝性脑病，又称肝昏迷，是肝癌患者终末期的表现，便秘、消化道出血、大量使用利尿药、电解质紊乱及继发感染等可诱发肝性脑病。家属应采取措施保持患者大便通畅，给予患者低蛋白饮食，注意患者的意识状态，一旦发现患者有意识或情绪障碍时应及时带患者就诊。

Ⅳ期肝癌患者能进行运动吗　运动是肝癌患者治疗和康复的重要环节。患者要根据自己的身体状况量力而行，适度的运动可以帮助改善癌症带来的疲劳，减轻治疗的不良反应。运动还可以帮助患者控制体重、调节情绪、减轻心理压力。Ⅳ期肝癌患者肝功能处于失代偿期，体力状况较差，应该进行低强度运动（如慢走、做家务、健身气功），配合卧床休息。应保持每周至少 5 天，每天至少 30 分钟（可以用 3 个 10 分钟来完成运动）的运动频率。运动中患者如果出现头晕、心悸、恶心、呕吐、疼痛等症状，应马上降低运动量或停止运动，原地休息。如果症状没有减轻，应及时就医。

Ⅳ期肝癌患者应该如何调整心理状态　肝癌患者常有怀疑、愤怒、恐惧、悲观等心理特征，保持健康的心理状态和乐观的情绪很重要。患者出现不良情绪时，家属应帮助患者调整状态，增强抗癌的信心。认真倾听，用心陪伴，使患者振作起来才是根治不良情绪的最好方式。建议患者多接收正面的、积极的信息，以乐观的心态面对癌症，拒绝负面情绪。此外，与病友交流也能帮助患者释放不良情绪，缓解压力，有助于患者早日走出病魔的阴影，重燃生活的希望。

Ⅳ期肝癌患者可以进行肝移植吗　肝移植是肝癌根治性治疗手段之一，符合 CNLC 标准的Ⅳ期肝癌，即单个肿瘤直径 ≤ 6.5cm，或肿瘤个数 ≤ 3 个，其中最大肿瘤直径 ≤ 4.5cm，肿瘤直径总和 ≤ 8.0cm，且无大血管侵犯的患者，可推荐进行肝移植。

在等待肝移植期间，患者的肿瘤可能发生进展，失去手术机会，或使得术后预后变差。在恰当的时间进行局部桥接治疗有助于改善预后。Ⅳ期肝癌患者常用的局部桥接治疗包括 TACE 等。

肝移植常见并发症有手术并发症、术后感染和急性排斥反应。另外，患者需要长期服用免疫抑制剂及其他药物来防治排斥反应，规律

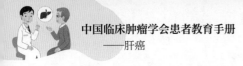

随访复诊，不能随意更改用药的品种、剂量或停药，这是由于只要移植器官存于体内，排斥反应就有可能发生。

肝移植术后肿瘤复发是影响肝癌患者生存的重要因素，在 MDT 的基础上，采取包括变更免疫抑制方案、再次手术切除、TACE、局部肿瘤消融治疗、放疗、系统治疗等综合治疗手段，可延长患者的生存时间。

Ⅳ期肝癌患者可以进行肝动脉介入治疗吗
Ⅳ期肝癌患者无法或拒绝进行肝移植治疗时可行肝动脉介入治疗，主要包括 TACE 和肝动脉灌注化疗（HAIC）。TACE 是公认的肝癌非手术治疗中最常用的方法，HAIC 也已被多项临床研究证明能够有效控制Ⅳ期肝癌的进展。

肝动脉介入治疗可能引发不良反应，

TACE 术后以栓塞后综合征最常见，患者主要表现为发热、肝区疼痛、恶心和呕吐等。此外，还可能出现穿刺部位出血、白细胞下降、一过性肝功能异常、肾功能损害以及排尿困难等。其他并发症，如消化道出血、肝脓肿及栓塞剂异位栓塞等情况则较少见。HAIC 术后以化疗相关不良反应常见，如骨髓抑制、凝血功能异常、肝功能异常以及消化道反应等。介入治疗术后的不良反应通常持续 5 ~ 7 天，经对症支持治疗后大多数患者可以完全恢复。

Ⅳ期肝癌患者可以服用哪些中药　中医中药治疗既包括传统辨证论治的口服汤药，也包括现代中药制剂，以及针灸、中药外敷、熏洗等外治疗法。根据病情及临床实际，合理采用中医中药治疗，内服与外治并施，能够扶助正气，提高机体的抵抗力，改善临床症状，减轻其他治疗的不良反应，提高患者的生活质量。

传统中医辨证论治用于肝癌治疗时，应依据肝郁脾虚证、肝胆湿热证、肝热血瘀证、脾虚湿困证、肝肾阴虚证等证候，遵循相应治则，制订治法，配伍方剂。

部分现代中药制剂已被我国国家药品监督管理局批准用于治疗原发性肝癌。这些药物具有一定的疗效和各自的特点，可以改善患者的生活质量、减轻癌痛。同时，这些现代中药制剂的患者依从性、安全性和耐受性均较好。临床应用时，应严密观察和积极防治不良反应，特别是部分药物存在肝肾毒性，必须同时应用保肝、利胆和利尿等药物。

此外，还可行针灸治疗，根据病情酌情使用活血化瘀、清热解毒等中药进行外敷、泡洗、熏洗等外治疗法。

患者治疗中应监测哪些指标 医生应对肝癌患者的肝功能状态进行定期复查、动态监测和全程管理。对于营养不良的患者，须评估营养不良所致的危险性，并监测营养支持的疗效。合并乙型肝炎病毒或丙型肝炎病毒感染，特别是病毒复制活跃的肝癌患者，应特别注意检查和监测病毒载量以及肝炎情况。

肝移植患者术后的随访建议 肝移植患者术后需要接受密切观察和随访。随访内容包括血清 AFP 等肿瘤标志物。2 年内每 3～6 个月检测一次，以后每 6～12 个月检测一次。病毒载量、肝肾功能，需要每 3～6 个月检测一次。肝炎病毒携带者应定期访视肝脏专科医生以制订抗病毒方案。在移植后 2 年内，每 3～6 个月进行一次影像学检查，包括腹部和盆腔 CT 或 MRI 检测以评估肝脏病灶，胸部 CT 检查应视病情而定；之后每 6～12 个月进行一次胸部 X 线检查、腹部超声检查和肝脏超声造影检查。具有某些高危复发因素的患者，可以考虑适当提高检查频率。通过随访、监测，能够早期发现复发、转移迹象，使患者及时地接受治疗，从而有可能改善预后。

TACE 治疗后多久可以评估疗效 在第一次 TACE 治疗后 4～6 周，患者须进行肿瘤标志物、肝肾功能等检测以及影像学检查。根据肝脏肿瘤的存活情况、对上一次治疗的反应和肝功能 / 体力状况的变化决定是否继续进行 TACE 治疗。

肝内胆管癌

胆管癌包括哪些类型

胆管癌是起源于肝内或肝外胆管上皮细胞的恶性肿瘤，按发生部位分为肝内胆管癌（intrahepatic cholangiocarcinoma，ICC）、肝门部胆管癌和远端胆管癌。本文重点阐述肝内胆管癌的治疗。

如何判断肝内胆管癌患者的严重程度

一般采用 TNM 分期判断肝内胆管癌患者的严重程度。T 指的是原发肿瘤的大小及累及范围，N 指的是区域淋巴结受累情况，M 指的是有无远处转移。

0 期	Tis	原位癌
Ⅰ期	Ⅰa	无血管浸润的孤立肿瘤,直径≤ 5cm
	Ⅰb	无血管浸润的孤立肿瘤,直径 > 5cm
Ⅱ期	Ⅱ	孤立肿瘤,有肝内血管侵犯或没有血管侵犯的多发肿瘤
Ⅲ期	Ⅲa	肿瘤穿透脏腹膜
	Ⅲb	肿瘤直接侵犯肝外结构,或任何 T 分期但伴有区域淋巴结转移
Ⅳ期	Ⅳ	任何 T 分期,任何 N 分期,伴有远处转移

肝内胆管癌患者采用手术治疗的时机

根治性切除是治愈肝内胆管癌的唯一方法。医生会根据患者肝内胆管癌的分期、年龄、整体健康状况等综合判断是否可以手术切除。排除肝内及远处转移,可切除的病灶均建议手术,术中需要进行淋巴结清扫。复发的肝内胆管癌如可切除,且残余肝体积≥ 40%,建议进行二次手术。

肝内胆管癌患者能够接受肝移植吗

直径 < 2cm 且合并肝硬化的肝内胆管癌患者接受肝移植治疗效果较好,可以考虑肝移

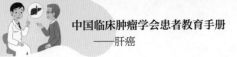
植治疗。

💊 肝内胆管癌患者何时应用药物治疗

药物治疗主要用于以下几种情况。

手术前 对于可以完全切除的肿瘤，手术前给予药物治疗，使肿瘤缩小以提高手术的成功率，被称为新辅助治疗。

手术后 手术后可给予药物治疗，以降低肿瘤复发的风险，被称为辅助治疗。

晚期肝内胆管癌的治疗 可以使用药物治疗无法根治性切除或扩散到身体其他部位的晚期肿瘤。晚期肝内胆管癌虽然无法治愈，但药物治疗可能会帮助患者延长生存时间。

姑息治疗 药物治疗有助于缩小肿瘤或减缓其生长，可以帮助减轻肿瘤引发的症状，如肿瘤压迫神经引起的疼痛。

肝内胆管癌常用的化疗药物 化疗是利用化学药物杀死肿瘤细胞、抑制肿瘤细胞生长繁殖的一种治疗方式，对肿瘤原发灶、转移灶和亚临床转移灶均有治疗作用。在杀伤肿瘤细胞的同时，化疗也会将部分正常细胞和免疫细胞一同杀灭。肝内胆管癌常用的化疗药物有以下几种。

吉西他滨 属于胞嘧啶核苷衍生物抗肿瘤药，其主要代谢产物可以在细胞内掺入 DNA，抑制核苷酸还原酶，从而起到破坏细胞复制的作用，为细胞周期特异性药物。

顺铂 第一代铂类络合物，可与 DNA 结合，从而破坏 DNA 的功能，为细胞周期非特异性药物。

奥沙利铂 第三代铂类络合物，与顺铂相比具有更低的肾脏毒性和消化道反应，但有较明显的末梢神经毒性。

氟尿嘧啶 抗代谢类抗肿瘤药，可干扰DNA合成，对RNA合成也有一定抑制作用，为细胞周期特异性药物。

卡培他滨 氟尿嘧啶的前体药物，口服给药，较为方便。

白蛋白紫杉醇 紫杉醇为有丝分裂抑制剂，通过阻止细胞分裂形成新的细胞发挥抗肿瘤作用，为细胞周期特异性药物。白蛋白紫杉醇以白蛋白为载体代替传统紫杉醇给药时用到的有机溶剂，避免了多种不良反应。

晚期肝内胆管癌常用的化疗方案

对于无法手术切除的晚期肝内胆管癌患者，化疗为一线治疗方案。可以用单一的药物进行化疗，但通常是几种药物序贯或组合使用。不同的药物以不同的方式发挥作用，可以杀死更多的肿瘤细胞，有助于降低肿瘤对任何一种化疗药物产生耐药性的可能性。

目前，晚期肝内胆管癌治疗的一线标准方案为吉西他滨联合顺铂、吉西他滨联合替吉奥以及卡培他滨联合奥沙利铂。对于体力状况良好的患者，可以考虑采用作用更强的吉西他滨＋白蛋白紫杉醇＋顺铂或吉西他滨＋顺铂＋替吉奥的三药联合化疗方案。不能耐受高强度化疗方案的患者，可以使用吉西他滨单药治疗。

目前对于一线治疗后病情仍进展的二线治疗还没有标准方案，可以考虑使用奥沙利铂联合氟尿嘧啶等治疗方案。

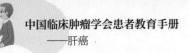
化疗的常见不良反应有哪些，如何应对

恶心、呕吐 严重的恶心、呕吐会引起电解质紊乱、身体脱水和营养不良，可听从医生的建议使用止呕药。化疗期间应遵循高蛋白质、易消化且低脂肪的饮食结构，食物中适当增加白萝卜、山楂或陈皮等，能减轻恶心感。另外，患者也可以通过听音乐、和家人交流或散步的方式来转移注意力，缓解恶心、呕吐。

脱发 脱发是化疗常见的不良反应，值得庆幸的是，这是可逆的过程，停药后 6～8 周头发会逐渐生长。接受化疗前患者可以把头发剪短，戴上适合自己的假发。在化疗期间经常对头皮部位进行按摩，能促进血液循环，刺激毛发生长。

骨髓抑制 骨髓抑制性化疗药物会导致白细胞、血小板以及血红蛋白降低。患者在化疗期间应至少每 2 周复查一次血常规，做到早发现、早治疗。白细胞严重减少时须注射药物来刺激骨髓造血，有输血指征的患者在必要时应输注红细胞和血小板。骨髓抑制期间应减少不必要的活动，合理补充维生素 B_{12}、叶酸和铁剂，积极预防感染。

肝肾损害 许多化疗药物经过肝脏代谢和肾脏排出，可引起不同程度的肝肾损害，其主要表现是食欲缺乏、全身无力、肝区疼痛、恶心、呕吐、少尿、胆红素和肌酐升高，甚至影响肿瘤治疗。应用可能导致肾损害的化疗药物时要大量输注液体进行水化。化疗期间可根据肝功能检查结果适当使用保肝药物，这样能减轻化疗药物给肝脏带来的损害。患者应在治疗期间保持清淡饮食，多吃富含维生素的食物。

神经系统的不良反应　化疗药物引起的神经系统不良反应是可逆的，患者主要症状是肢体麻木、癫痫样发作、痴呆和意识模糊等，停药后一般能自行恢复。用药期间患者可以服用含维生素 B_1 和维生素 B_{12} 的药物，经常用温水泡脚，不要接触太烫、太凉和尖锐的物品，以免造成损伤。

腹泻　持续性腹泻会引起电解质紊乱，导致脱水、身体衰弱以及体重减轻。用药时须了解药物是否会引起腹泻，严格按照医嘱服药并补液。患者应观察和记录排便的次数和性质，若有明显的口渴、发热和突然眩晕以及脉搏快等情况出现，须第一时间告诉医生，不然容易造成严重的后果。腹泻期间不要吃含油量太高的食物和粗粮，远离生冷辛辣食物，避免给胃肠道带来刺激。严重腹泻时会使体内钾流失，引起电解质紊乱，须及时补充含钾食物，如蔬菜或果汁。

在肝内胆管癌的治疗中还有哪些治疗方法可供选择　除了化疗，肝内胆管癌患者还可以根据基因检测结果选择靶向治疗及免疫治疗。靶向治疗是指通过药物干扰参与肿瘤细胞增殖分化的信号通路，阻止肿瘤的生长或扩散，而不会或很少影响正常组织细胞。使用靶向药物治疗前需要做基因检测，如果基因检测结果显示存在基因突变，使用与突变基因相对应的靶向药物才能发挥抗肿瘤效果。

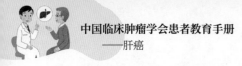

💊 肝内胆管癌常见的基因突变及对应的靶向药物

肝内胆管癌常见的基因突变为成纤维细胞生长因子受体 2（FGFR2）融合或重排突变，对应的靶向药物为培米替尼和英菲替尼。

培米替尼（Pemigatinib） 是选择性 FGFR 酪氨酸激酶抑制剂，可通过阻断胆管癌细胞中的 *FGFR2* 来阻止肿瘤细胞的生长和扩散。2020 年 4 月培米替尼获得美国食品与药物管理局批准用于接受过至少一种系统疗法后病情复发或难治的 *FGFR2* 基因融合或重排的局部晚期或转移性胆管癌患者，实现了胆道肿瘤靶向药物零的突破。

英菲替尼（Infigratinib） 是选择性 FGFR 酪氨酸激酶抑制剂。2021 年 5 月英菲替尼获得美国食品与药物管理局加速批准用于治疗先前接受过治疗、携带 *FGFR2* 融合或重排的局部晚期或转移性胆管癌患者。

艾伏尼布（Ivosidenib） 是异柠檬酸脱氢酶 1（IDH1）抑制剂。异柠檬酸脱氢酶 1（*IDH1*）突变，靶向药物为艾伏尼布。2021 年 8 月，艾伏尼布成为第一个被美国食品与药物管理局批准用于经治的 *IDH1* 突变的局部晚期或转移性胆管癌患者的靶向药物。

达拉非尼 + 曲美替尼 *BRAF V600E* 突变的患者靶向药物为达拉非尼 + 曲美替尼。针对 *BRAF V600E* 突变的胆管癌的研究发现，应用达拉非尼 + 曲美替尼治疗后 51% 的患者获得部分缓解，患者总生存时间为 14 个月。

💊 肝内胆管癌患者可以应用免疫治疗吗

与化疗和靶向治疗直接攻击肿瘤细胞的方式不同，免疫治疗是帮助患者的免疫系统识别和攻击肿瘤细胞。免疫治疗中以免疫检查点抑制剂的研究最为充分，应用最为广泛。免疫检查点其实就是免疫系统中的一些抑制性信号通路，如 PD-1/PD-L1 通路。正常情况下，免疫系统能够通过免疫检查点控制 T 细胞的活化进程，从而防止出现 T 细胞误伤正常的人体细胞。发生恶性肿瘤时，肿瘤细胞通过抑制 T 细胞的免疫活性，从而逃过人体免疫系统的攻击。免疫检查点抑制剂，包括 PD-1、PD-L1抑制剂，可以解除这种抑制作用，恢复免疫系统的正常功能，进而对肿瘤细胞发动"进攻"。肿瘤细胞 PD-L1 表达、肿瘤突变负荷、高度微卫星不稳定 / 错配修复缺陷等往往可以作为评估免疫检查点抑制剂疗效的生物标志物。

💊 有循证医学证据的治疗肝内胆管癌的免疫检查点抑制剂有哪些

帕博利珠单抗于 2015 年 5 月被美国食品与药物管理局批准用于治疗带有微卫星高度不稳定 / 错配修复缺陷的难治性不可切除或转移性实体瘤患者。此外，纳武利尤单抗和多种国产 PD-1 抑制剂也在进行胆道肿瘤的临床试验。

💊 可以将靶向治疗、免疫治疗、化疗进行不同组合以治疗肝内胆管癌吗

答案是肯定的。吉西他滨 + 奥沙利铂 + 仑伐替尼 + 特瑞普利单抗、纳武利尤单抗联合吉

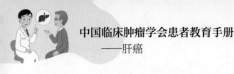

西他滨+顺铂、卡瑞利珠单抗联合吉西他滨+奥沙利铂被视为晚期胆道肿瘤的一线治疗方案。另外，仑伐替尼联合帕博利珠单抗治疗被视为晚期胆道肿瘤的二线治疗方案。

混合性肝细胞 - 胆管细胞癌

什么是混合性肝细胞 - 胆管细胞癌

混合性肝细胞 - 胆管细胞癌（cHCC-CC）是一类兼具肝细胞癌（HCC）和胆管细胞癌（CC）分化特点的原发性肝肿瘤，发生率在肝脏肿瘤中 < 5%，是一种少见的肝脏恶性肿瘤。其同时兼有肝细胞癌和胆管细胞癌的生物学特征，所以治疗方法要兼顾两类肿瘤细胞类型。

混合性肝细胞 - 胆管细胞癌的组织学分型

分离型 肝细胞癌和胆管细胞癌分界清楚，为各自独立生长的多原发癌。

移行型 肝细胞癌和胆管细胞癌贴近生长，有各自集中的肿瘤组织，随着病变的增大，两种组织相互融合，但仍有一定的分界，或部分分界清楚。

中间型 在单个瘤体内，肝细胞癌和胆管细胞癌两种组织成分相互混合生长，无明确分界。

如何对混合性肝细胞 - 胆管细胞癌进行诊断

混合性肝细胞 - 胆管细胞癌的诊断较为困难，很难在术前通过影像学或血清学指标明确诊断。在 CT 和 MRI 检查中，肝细胞占优势的病灶更类似肝细胞癌的表现，胆管细胞占优势的病灶更类似胆管细胞癌的表现。影像学检查更适于肝脏恶性肿瘤的检出，而不是明确区分病理类型。

💊 混合性肝细胞 - 胆管细胞癌常用治疗手段

混合性肝细胞 - 胆管细胞癌治疗的主要方法为手术切除、肝移植、射频消融（RFA）、放疗和经导管动脉化疗栓塞术（TACE）等。

手术切除　虽然手术切除是实现根治的主要手段，但混合性肝细胞 - 胆管细胞癌恶性程度高，手术切除后患者五年生存率较低，平均仅有 30%，且复发率高，超过一半的患者会复发。

肝移植　米兰标准为肝移植的常用标准，即单个肿瘤直径 ≤ 5cm；多发肿瘤少于 3 个且最大直径 ≤ 3cm。对于不可切除的肝癌患者来说，肝移植是唯一的可治愈方法。

RFA　目前国际上已经公认对肿瘤直径 ≤ 3cm 的小肝癌，RFA 的治疗效果与肝切除的治疗效果大致相同。

TACE　适用于不能切除的肝癌患者，已被证明可以提高这些患者的生存率。但与肝细胞癌相比，混合性肝细胞 - 胆管细胞癌的血供不丰富，因此这种类型的肿瘤常对 TACE 不敏感，因此 TACE 对混合性肝细胞 - 胆管细胞癌的治疗效果仍有待评估。

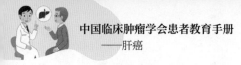

💊 手术治疗混合性肝细胞 - 胆管细胞癌的适应证是什么

手术的目的是达到根治性切除的同时保留更多的肝实质，其适应证同肝细胞癌及胆管细胞癌。

1. 患者全身情况良好，无心、肺、肾功能障碍，临床分期为Ⅰ~Ⅱ期。

2. 肝功能代偿良好。

3. 病变较为局限，预计切除后保留的肝脏能够代偿，目前认为不合并肝硬化的患者肝脏切除量不能超过 70%，中度肝硬化者不超过50%，而对严重肝硬化不能接受肝叶切除术的患者，可行局部切除替代规则性肝叶切除术。

4. 肿瘤未侵犯第 1、第 2 肝门，或肿瘤虽然侵犯门静脉或下腔静脉，但有进行手术处理的经验和条件。

5. 在接受积极非手术治疗后，肿瘤体积明显缩小，患者全身情况良好。

6. 行肿瘤根治性切除后复发，但符合以上条件的患者。

💊 混合性肝细胞 - 胆管细胞癌患者需要进行术后辅助治疗吗

外科治疗是肝癌患者获得长期生存的重要手段，但目前尚无全球公认的肝细胞癌术后辅助治疗方案。对于有早期复发风险的肝细胞癌患者，包括微血管侵犯、非解剖性肝切除、残余微小病灶、多发肿瘤或卫星病灶、肿瘤直径 > 5cm 及血清甲胎蛋白（AFP） > 32ng/mL 等高危因素，往往需要积极采取干预措施，包括抗病毒治疗、TACE 治疗、含奥沙利铂的系统化疗和分子靶向药物治疗等。胆管细胞癌术后辅助治疗的Ⅰ级专家推荐方案目前为卡培他滨单药，Ⅱ级推荐包括卡培他滨、铂类以及氟尿嘧啶。对于混合性肝细胞 - 胆管细胞癌术后具有高危复发因素的患者，应考虑兼顾两种肿瘤的治疗方案。

💊 混合性肝细胞 - 胆管细胞癌的靶向治疗和免疫治疗

目前，多纳非尼、仑伐替尼、索拉非尼等酪氨酸激酶抑制剂（TKI）药物被批准用于肝细胞癌的一线治疗。除了帕博利珠单抗或纳武利尤单抗外，国产 PD-1 抗体卡瑞利珠单抗被批准用于治疗肝癌。在胆管细胞癌的治疗中，帕博利珠单抗和纳武利尤单抗等 PD-1 抗体被批准用于临床。对于混合性肝细胞 - 胆管细胞癌的治疗，TKI+PD-1 抗体联合化疗的治疗方案正在被越来越多的医生认可和使用。

💊 混合性肝细胞 - 胆管细胞癌患者如何进行营养支持

肝脏是人体重要的代谢器官，碳水化合物、脂肪、蛋白质、维生素等营养物质的代谢都需要肝脏的参与。通常肝癌患者具有较完整的消化道，故医生会首先考虑肠内营养。在饮食方面，由于肝癌患者的肝脏分泌的胆汁减少，故需要限制脂肪的摄入。热量供给充足可以减少体内蛋白质的消耗。蛋白质的供给要均衡，推荐优质蛋白。另外，维生素的摄入要充足，尤其是脂溶性维生素和维生素 C。

附录　和肝癌有关的名词术语

肝癌

从广义上讲，只要是肝脏上长了恶性肿瘤，都可以称为肝癌，但肝癌之间也存在着差异。如果是肝脏长了肿瘤，称为原发性肝癌；如果其他脏器首先发生癌变，肿瘤细胞后来"定居"到肝脏，则称为转移性肝癌。平时所说的"肝癌"，通常指的是原发性肝癌。原发性肝癌根据组织来源的不同，又分为肝细胞癌（hepatocellular carcinoma，HCC）、肝内胆管

癌和混合性肝癌，其中肝细胞癌发生率最高，是最常见的肝癌类型。

门静脉癌栓

门静脉癌栓指的是门静脉内长了肿瘤，而且形成了栓子，造成门静脉堵塞。门静脉是非常重要的供应肝脏营养的静脉血管，肝脏70%～75%的血液供应来自门静脉。一旦门静脉形成癌栓，就会使门静脉压力升高，肝功能恶化，肿瘤在肝内扩散的概率则会大大增

加。因此，门静脉癌栓是肝癌晚期的标志之一，同时也是导致预后不良的因素。目前治疗门静脉癌栓的方法很多，放疗是一种重要的治疗手段。

巴塞罗那分期

肝癌的巴塞罗那分期（BCLC），是国际上使用最为广泛的针对原发性肝细胞癌的分期系统。在这个分期系统中，根据肝脏肿瘤的大小、个数、患者肝功能状态以及体力状况评分，将肝癌患者分为0期（极早期）、A期（早期）、B期（中期）、C期（进展期）和D期（终末期）。根据不同分期，有不同的治疗方案推荐。

肝功能 Child-Pugh 分级

肝功能 Child-Pugh 分级是通过不同临床生化指标及临床症状进行评分、分级，从而评估肝功能状态的分级标准。这些临床生化指标包括总胆红素水平、白蛋白水平、凝血酶原时间延长程度、肝性脑病严重程度、腹腔积液严重程度。每种指标根据严重程度分为3个不同等级，分别用1分、2分、3分进行界定，5个指标评分相加后对肝功能进行分级，得分为5~6分，为A级；7~9分，为B级；10~15分，为C级。不同肝功能 Child-Pugh 分级的肝癌患者，能够耐受的肿瘤治疗强度是不同的。通常情况下，肝功能 Child-Pugh 分级为C级的患者，仅能接受姑息性治疗或者最佳支持治疗。

ECOG PS 评分标准

ECOG PS 评分标准是国际通用的评估肿瘤患者体力状况的评分系统。在该评分标准中，根据患者的体力状况，分为 0 ~ 5 分 6 个等级，其中 0 级为活动能力完全正常的状态，5 级为死亡状态，1 ~ 4 级为中间状态，评分越高，提示患者的体力状况越差，对抗肿瘤治疗的耐受性也越差。一般情况下，如果 ECOG PS 评分 ≥ 3 分，则提示患者很难接受抗肿瘤治疗。

肝癌肿瘤标志物

大部分肿瘤标志物（cancer biomarkers）是由肿瘤细胞直接产生的物质，一部分情况下则是由非肿瘤细胞经过肿瘤细胞诱导产生的物质。肿瘤标志物对于肿瘤的诊断以及治疗过程中的疗效评估均有一定作用。目前在临床中，肝癌常用的肿瘤标志物包括甲胎蛋白（AFP）、异常凝血酶原（PIVKA-Ⅱ）、血清癌胚抗原（CA）19-9 等。

肝癌靶向治疗

靶向治疗指的是针对分子水平上的致癌位点进行治疗的一种肿瘤治疗模式。目前肝癌靶向药物主要针对的是促进肿瘤血管生成的相关靶点，此外还有一部分作用于促进肿瘤侵袭、转移的相关靶点。常用的肝癌靶向药物包括索拉非尼、仑伐替尼、瑞戈非尼、贝伐珠单抗等。

肝癌免疫治疗

免疫治疗指的是通过改善机体的免疫功能状态，达到肿瘤治疗目的的肿瘤治疗方法。目前在肝癌治疗领域，常用的免疫治疗药物主要是改变 T 淋巴细胞与肿瘤细胞固有联系的免疫药物——PD-1 抑制剂和 PD-L1 抑制剂。在肝癌的治疗中，PD-1 抑制剂的代表药物包括帕博利珠单抗、纳武利尤单抗、卡瑞利珠单抗、信迪利单抗等；PD-L1 抑制剂的代表药物为阿替利珠单抗。

免疫调节剂

免疫调节剂是一种可以增强或抑制免疫反应的制剂，可分为免疫增强剂和免疫抑制剂。其中，免疫增强剂常被用于增加机体的抗肿瘤作用、抗感染能力，常用药物包括胸腺法新、α- 干扰素等。

MDT 模式

MDT 的全称为多学科诊疗（multidisciplinary treatment）模式，这是目前肿瘤治疗中最佳的治疗模式。根据《中国临床肿瘤学会（CSCO）原发性肝癌诊疗指南》推荐，肝癌 MDT 模式的学科构成应该包括肝胆外科、肿瘤内科、放疗科、介入科、影像科、肝病科等，在必要的情况下，还应有消化科、病理科、中西医结合科、心理科、营养科、内分泌科等相关科室参与。

学会和报纸简介

中国临床肿瘤学会患者教育专家委员会

  中国临床肿瘤学会（简称 CSCO）是由临床肿瘤专业工作者和有关企事业单位自愿组成的全国性专业学术团体，现已成为全球第三大临床肿瘤学专业学术组织。CSCO 患者教育专家委员会成立于 2019 年 7 月，是 CSCO 的第 39 个专家委员会。在肿瘤的诊治方面，患者教育专家委员会意义重大，它的成立标志着我国临床肿瘤事业的进步。规范的、体系化的患者教育将帮助患者更好地认识疾病、配合治疗、规避风险，真正实现"为患医治，以患为师"。近年来，患者教育专家委员会组织多位国内权威专家进行了一系列科普图书的编写工作，积极进行公益性患者教育，提供、宣传和推广专业、权威的科学抗癌知识，推动了我国肿瘤患者教育事业的蓬勃发展。

《中国医学论坛报》

　　由中华人民共和国国家卫生健康委员会主管的《中国医学论坛报》创刊于 1983 年，目前为周报，发行范围覆盖全国，发行量达 15 万份。《中国医学论坛报》始终以提高临床医务人员的业务水平、更新其业务知识、开阔其眼界为己任。向读者及时、准确地提供国内外医药学重大新闻、最新进展、科研动态、先进临床经验以及国家医药科技发展和管理的政策、经验等信息，是报纸坚持不渝的办报方针。经过多年发展，《中国医学论坛报》已在各级医药工作者中产生巨大影响，成为临床医生可信赖的良师益友，为中国的健康事业作出了积极贡献。